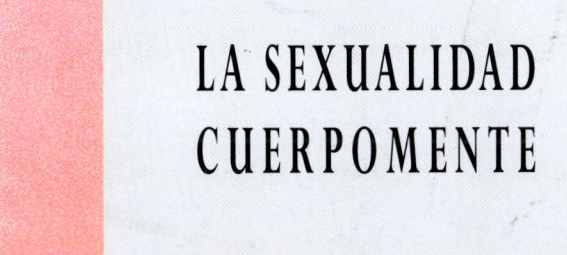

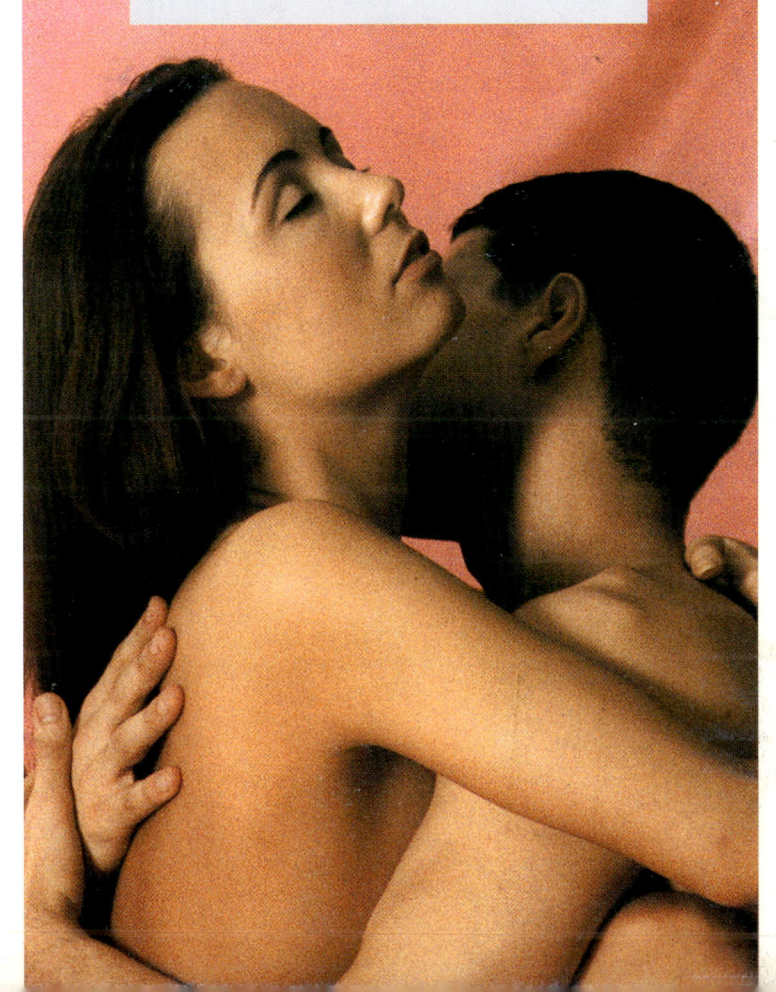

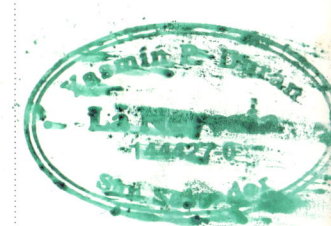

LA SEXUALIDAD
CUERPOMENTE

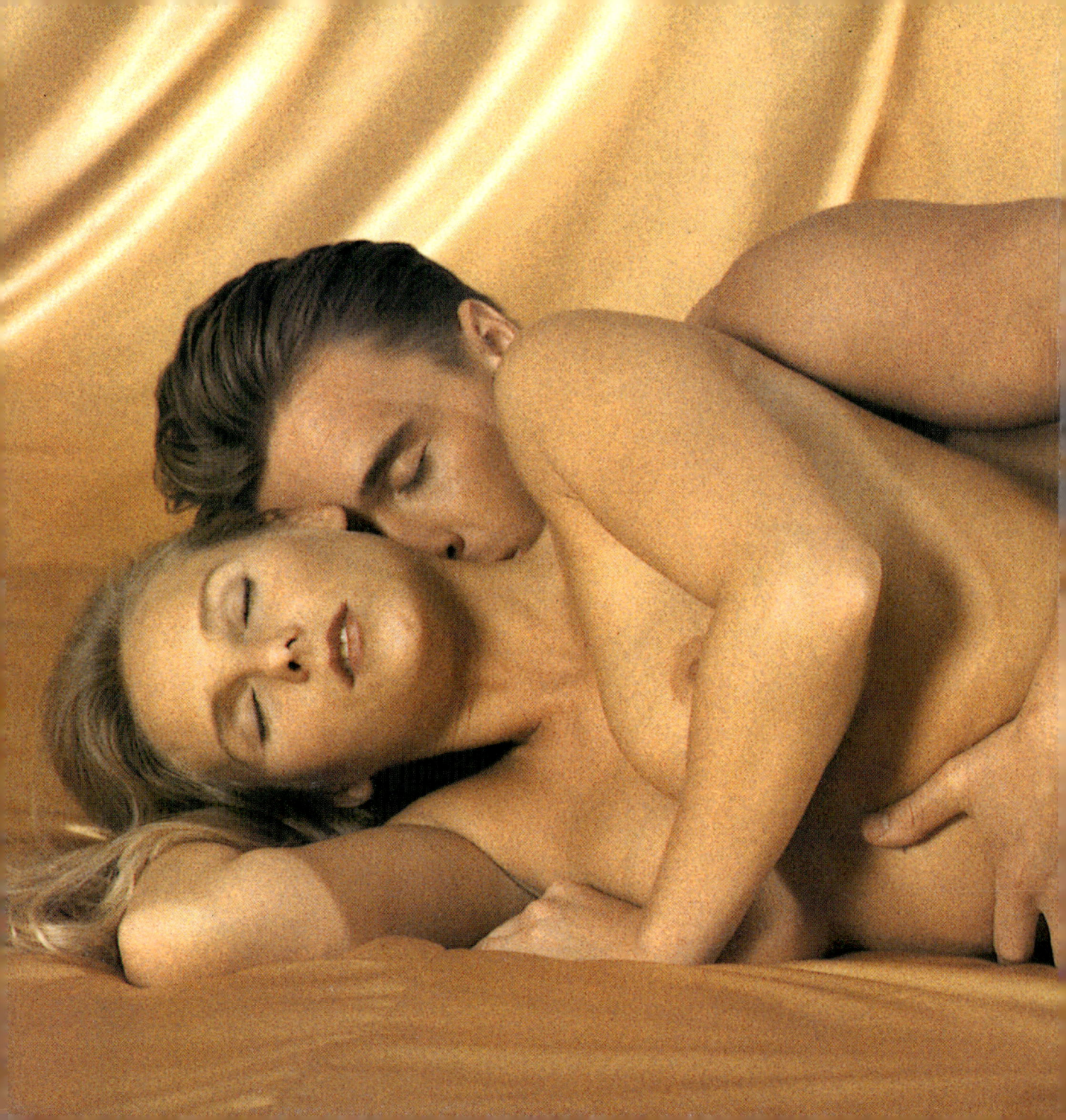

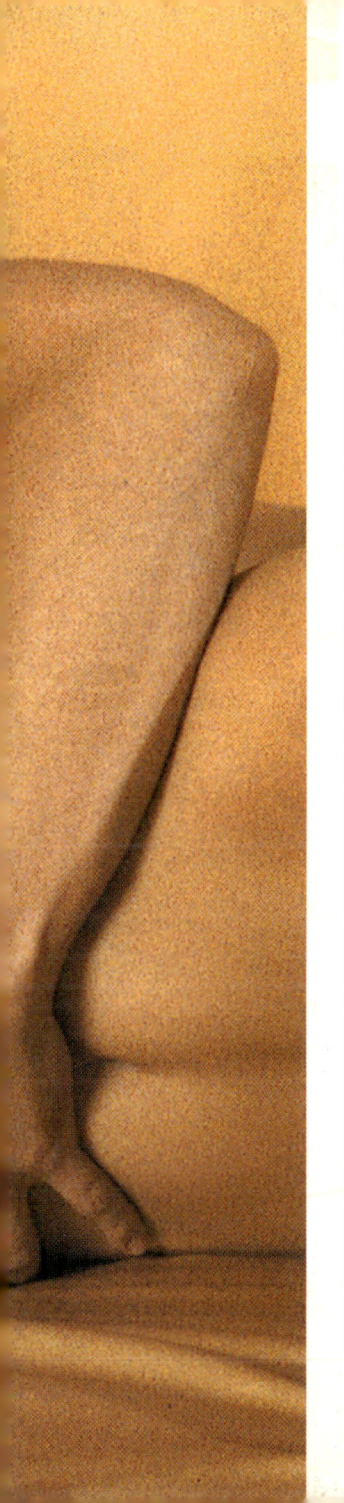

LA SEXUALIDAD
CUERPOMENTE

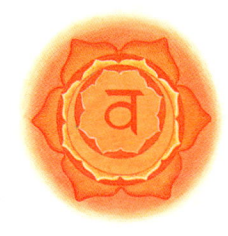

CAROLINE ALDRED

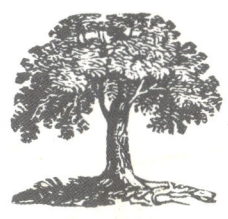

RobinBook

Si usted desea que le mantengamos informado de nuestras
publicaciones, sólo tiene que remitirnos su nombre y dirección,
indicando qué temas le interesan, y gustosamente
complaceremos su petición.

Ediciones Robinbook
Información Bibliográfica
Aptdo. 94.085 - 08080 Barcelona

Título original: *Divine Sex: The Tantric and Taoist Arts of Conscious Loving.*

Managing Editor: Denis Kennedy
Dirección artística: Chrissie Lloyd
Editor del proyecto: Ian Wood
Editor artístico: Linley Clode
Diseño: Susan Knight
Fotografía: Debi Treolar
Producción: Wendy Rogers, Amanda Mackie

© 1996, Carroll & Brown Limited
© 1996, Caroline Aldred, por el texto
Traducido del libro originalmente producido por Carroll & Brown Ltd.,
5 Lonsdale Road, Queen's Park, Londres, NW6 6RA
© 1996, de la traducción y la edición española:
Ediciones Robinbook, SL.
Aptdo. 94.085 - 08080 Barcelona
Diseño cubierta: Regina Richling

Traducción de Carme Geronés

ISBN: 84-7927-173-6

Impreso en Gran Bretaña

Quedan rigurosamente prohibidas, sin la autorización escrita de los titulares del Copyright, bajo las sanciones establecidas en las leyes,
la reproducción total o parcial de esta obra por cualquier medio o procedimiento, comprendidos la reprografía y el tratamiento informático,
y la distribución de ejemplares de la misma mediante alquiler o préstamo públicos.

ÍNDICE

INTRODUCCIÓN 6

I TANTRA Y TAO 11
Tantrismo y taoísmo • La armonía de los contrarios • Auras y energías

II EL CUERPO 25
El hombre interior • La mujer interior • La pareja y los principios • Anatomía sexual • El punto G • Las zonas erógenas • La autoexploración • El orgasmo • La menstruación

III YOGA 47
Resistencia y flexibilidad • Dieta • Ejercicios de respiración • La buena forma física y el yoga

IV MENTE Y ESPÍRITU 81
La meditación • La reflexología • Despertar los sentidos

V LA PREPARACIÓN PARA EL AMOR 91
Los rituales • Ver al dios y a la diosa en la pareja • Ornamentación del cuerpo • Favorecer la disposición • El masaje • Las caricias preliminares • El sexo oral • La homosexualidad • Lo prohibido

VI EL ACTO SEXUAL 117
Posturas básicas y de nivel superior • Canalización de la energía • La absorción mutua • Después de hacer el amor

VII SEXO SALUTÍFERO 139
Salud sexual • Posturas sanas • El sexo sin riesgo

GLOSARIO 154 • ÍNDICE 156 • LECTURAS RECOMENDADAS 160

Introducción

El sexo es un tema que atrae la atención de inmediato; es un tema que a mí me apasiona y me fascina... ¡y parece ser que no soy la única! El sexo penetra en todas las células de nuestro cuerpo y constituye nuestra más potente energía creativa. Influye en todos los aspectos de nuestra vida, los inspira y nos afecta a nivel emocional, físico y espiritual.

CHAKRA DE LA CORONILLA
El chakra de la coronilla, representado por una flor de loto con mil pétalos, es uno de los siete centros de energía del cuerpo sutil.

El sexo es una fuente natural de placer que puede impulsarnos más allá de lo puramente físico, hacia una experiencia de abnegación, atemporalidad y unidad con el universo. Una sexualidad satisfactoria favorece una experiencia vital sana, feliz y una dimensión divina a todos los niveles, y los secretos sexuales de las antiguas filosofías orientales del tantrismo y el taoísmo se pueden aplicar y adaptar a la vida moderna. Éstos nos ofrecen una perspectiva diferente del arte de hacer el amor, los aspectos revitalizadores del sexo, así como el fomento y la transmutación de la energía sexual en una conciencia más amplia y en una vida más larga, feliz, con más sabiduría y más espiritualidad.

Mi descubrimiento de la espiritualidad en la sexualidad comenzó en Londres, a mediados de los años ochenta, donde, por recomendación de un amante y al hallarme en el mundo de la representación, empecé a estudiar T'ai Chi Chuan, el arte tradicional chino de ejercicios de meditación. A partir de aquí empecé a experimentar mi cuerpo y mi «ser» de una forma totalmente nueva para mí. Se desencadenaban las emociones, mi cuerpo cambiaba a nivel físico y me sentía «en conexión». Fue el inicio de un viaje hacia un aspecto de mí misma que, hasta el momento, no había encontrado su forma de expresión. El viaje continuó poco después al conocer a un yogui tántrico balinés que se encontraba en Londres.

Por aquel entonces yo no sabía nada del tantra, salvo que tenía su origen en la India y pensaba que tenía algo que ver con el sexo. Pero me interesó rápidamente cuando se me explicó su alcance y su profundidad, y durante los cinco años siguientes me dediqué a estudiar distintos aspectos del tantra. Enseguida comprendí que la sexualidad no es más que uno de los aspectos del tantra, relativamente secundario.

Los orígenes del tantra son oscuros y probablemente nunca se conocerán; ahora bien, se remontan a los textos tántricos más antiguos, que datan de los años 400-600 d. de C. El tantra tiene sus raíces en el hinduismo, y constituye una combinación de arte, ciencia y religión para la cual se exige que sus seguidores conozcan y comprendan una amplia gama de temas, como el yoga, el control de la respiración, la meditación, el mantra, el yantra y el ritual.

El hecho de adquirir este conocimiento sirve como preparación para la iniciación en los secretos de la unión sexual, la cual, como yo ya sabía, es un aspecto importante del tantra. Ajit Mookerji y Madhu Khanna, en la obra The Tantric Way, *describen el tantra desde el punto de vista de la «expansión»: «Tantra significa el conocimiento de un método experimental sistemático y científico que ofrece la posibilidad de incrementar la conciencia y las capacidades del hombre, un proceso a través del que se puede adquirir conciencia de los poderes espirituales inherentes en la persona». El tantra se basa en aceptarnos a nosotros mismos tal como somos, sin luchar contra nuestro yo ni luchar contra los instintos naturales. Ello supone aceptar que la sexualidad es algo natural y vital en nuestra existencia, y que se trata de una energía tan importante y vinculada a la vida cotidiana como la respiración o cualquier otra función corporal.*

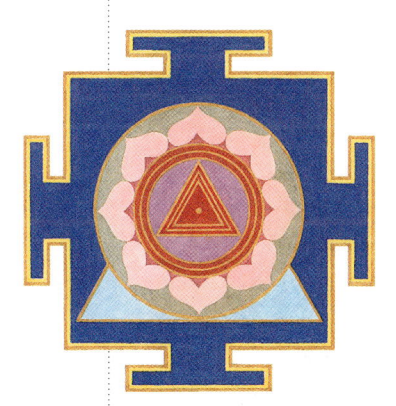

YANTRA
Un yantra es un diagrama místico que se puede utilizar como ayuda para la meditación. Éste simboliza la diosa Kali.

KUNDALINI
Uno de los objetivos del sexo tántrico es el despertar de la potente energía latente conocida como kundalini. Dicha energía se suele representar por medio de una serpiente enroscada.

LOS CINCO ELEMENTOS ESENCIALES
Esta ilustración simboliza la reina Sakti y el ritual de los cinco elementos esenciales.

Las prácticas del tantra, y las de la antigua tradición taoísta china, proporcionan unos medios útiles para adquirir una comprensión profunda del amor sexual, mediante la intensificación de la experiencia, el fortalecimiento de los vínculos del amor y de la confianza entre los dos componentes de la pareja, el equilibrio y la armonía de las energías masculinas y femeninas. La unión sexual se utiliza como forma de unir el espíritu y la carne, y de este modo podemos experimentar el ilimitado potencial de nuestros poderes espirituales y la divinidad inherente en cada uno de nosotros.

A los que desean alcanzar conocimientos e integrar su sexualidad a la espiritualidad, las prácticas tántricas y taoístas del amor sexual les proporcionan los métodos y las técnicas necesarios para una comprensión más profunda. Éstos conducen hacia una nueva conexión con la propia identidad primigenia y con la fuente del universo a través de la aceptación y la utilización de nuestros deseos y sentimientos humanos. Ello va acompañado de una expansión de la conciencia y del potencial de comprensión de uno mismo que puede llevarnos a la liberación personal y al pleno desarrollo de nuestros poderes espirituales en nuestra vida.

El taoísmo, como el tantra, es un antiguo corpus de conocimiento que se remonta a varios miles de años y constituye un sistema de vida completo. Según el doctor Stephen Chang, en su libro *The Tao of Sexology*, comprende ocho disciplinas de formación personal, que se conocen en conjunto como Los ocho pilares del taoísmo, y son: El tao de la filosofía; El tao de la revitalización; El tao de la dieta equilibrada; El tao de la dieta de los alimentos postergados; El tao del arte curativo; El tao de la sabiduría sexual; El tao del dominio; y El tao del éxito.

El tao de la sabiduría sexual, o tao del amor, representa una sexualidad que se aprende y se practica de acuerdo con las otras siete disciplinas del taoísmo. Tiene como objetivo que el hombre y la mujer alcancen la armonía fundamental del yin y el yang —los dos aspectos opuestos, o energías del universo, si bien complementarios— trabajando la energía sexual y utilizando la sexualidad como un medio para mejorar y mantener la salud y aumentar la espiritualidad. La interacción del yin y el yang, que es la fuente de toda vida, constituye la base de la filosofía taoísta. La tierra es el yin, o aspecto femenino, y el cielo es el yang, o aspecto masculino. Al equilibrar con armonía la energía del cielo y la de la tierra en nuestro interior, llegamos a la armonía en los demás ámbitos de la vida. La danza entre el yin y el yang constituye un todo, así como la unión del hombre y la mujer crea una unidad en la cual los dos componentes de la pareja se benefician de la esencia del otro y se combinan en armonía.

Los primeros médicos taoístas reconocieron el acto amoroso como parte del orden natural de las cosas y lo consideraron algo necesario para el bienestar físico y mental del hombre y de la mujer. El amor y el sexo constituían una parte importante de la medicina china, que recomendaba la práctica sexual y su energía para mejorar la salud, armonizar las relaciones y aumentar la conciencia espiritual. Las prácticas taoístas nos enseñan a estimular la fuerza vital o chi. Se centran en la integración de las energías sutiles del cuerpo para alcanzar el equilibrio del yin y el yang, y la clave reside en la atracción entre la pareja y la potencia de la energía sexual.

Los principios básicos del tao del amor son el control y la regulación de la eyaculación masculina y la importancia de la satisfacción femenina. Los taoístas consideran que la relación sexual sólo es positiva cuando resulta totalmente satisfactoria, y entonces constituye algo

YOGA
La meditación y el yoga contribuyen a preparar la mente y el cuerpo para el acto amoroso tántrico.

INTRODUCCIÓN 9

muy beneficioso para la pareja en conjunto. En la práctica sexual taoísta el hombre aprende a experimentar orgasmos sin eyaculación. Con la retención del semen en lugar de eyacular, el hombre fortalece su cuerpo físico, conservando la energía vital o fuerza de la vida. Ello permite hacer el amor tan a menudo —y durante tanto tiempo— como deseen los dos componentes de la pareja o bien hasta que la pareja alcance una satisfacción completa.

Confío que este libro interesará a quienes consideren que el sexo es algo sagrado y a los que desean probar y experimentar el potencial creativo y revitalizador del acto amoroso. Tanto el tantrismo como el taoísmo ofrecen métodos prácticos de hacer el amor que trascienden lo puramente físico, si bien la única forma de experimentar los puntos positivos de estas antiguas y efectivas técnicas consiste en ponerlas en práctica. Aquí se describen de una forma sencíllisima para despertar el interés e incitar a probarlas e integrarlas en la vida cotidiana. Desearía, asimismo, ayudar con ellas a la comprensión del «yo», de modo que la unión física con la pareja llegue a convertirse en una experiencia de felicidad y éxtasis en la cual la energía sexual se eleve para transformarse en energía espiritual.

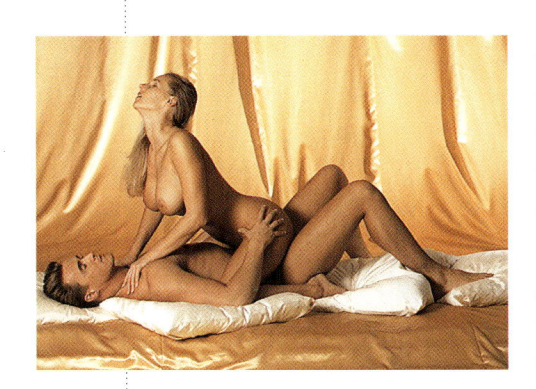

EL ACTO AMOROSO
Las técnicas tántricas y taoístas de hacer el amor ayudan a los amantes a conseguir el éxtasis y una verdadera satisfacción.

I

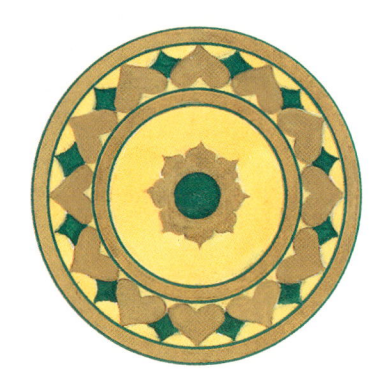

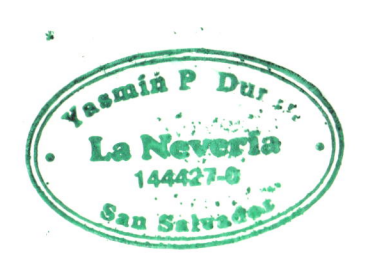

Tantra y tao

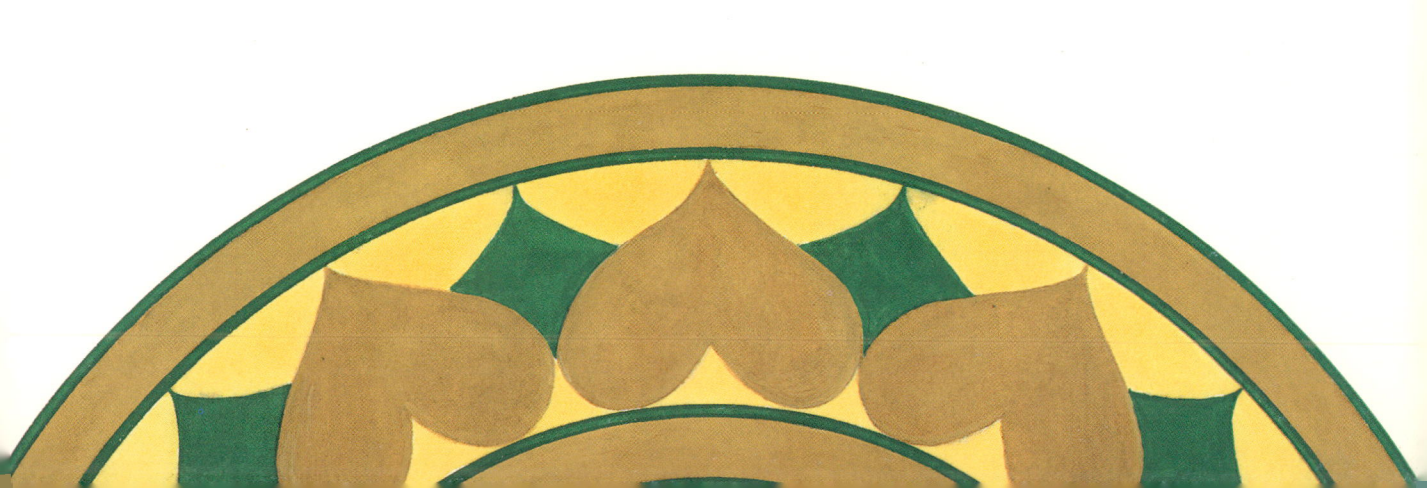

Tantrismo y taoísmo

Los principios de estas dos filosofías orientales, el tantrismo y el taoísmo, se están popularizando cada vez más en Occidente, sobre todo entre aquellas personas que desean integrar su sexualidad en el crecimiento espiritual. Las dos doctrinas consideran que nuestra energía sexual constituye nuestra fuerza creativa más vigorosa y que se puede alcanzar la autoiluminación individual fomentando y utilizando esta energía.

Las enseñanzas tántricas se desarrollaron en la India y se extendieron hacia el Tíbet, China, Nepal, Japón y el sudeste asiático. No se sabe con exactitud dónde aparecieron por primera vez, pero existen textos tántricos que se remontan hacia los años 400-600 d. de C. El tantra proporciona métodos prácticos para alcanzar una conciencia total de nuestras posibilidades física, además de la aceptación de todas las emociones, sensaciones y deseos, de modo que podamos hacer frente y superar los polos opuestos del dolor y el placer, la destrucción y la creatividad, la oscuridad y la luz.

El taoísmo es una antigua filosofía procedente de China. Se considera una de las más antiguas ciencias de la vida y constituye un sistema de conocimiento y práctica que abraza numerosos principios, como el ejercicio físico, la alimentación y la dieta, la revitalización y la sexología. El taoísmo tiene como objetivo que la persona adquiera y conserve la máxima energía interna.

Si bien existen muchas similitudes entre el enfoque sexual taoísta y el tántrico, una de las diferencias esenciales radica en que el tao se basa en la medicina, mientras que el tantra tiene su raíz en la religión. Para ambos, sin embargo, la meta es la liberación de todo el ser.

> *"La mujer es el cuerpo vivo, el hombre es la mente viva, y más allá de ambos existe el espíritu vivo."*
> OSHO

Tantra

La palabra «tantra» es un término sánscrito que se puede traducir por «entrelazamiento» o «expansión», y el tantrismo es una filosofía y estilo de vida que incluye la utilización consciente y creativa de la energía sexual para superar los límites del yo individual. Esta liberación intensifica la conciencia de la felicidad y el bienestar de cada momento, no solamente en la sexualidad sino en todos los aspectos de la vida, y motiva lo que el profesor de yoga y escritor James Hewitt describe como «la forma eufórica de decir que sí a las experiencias de la vida». Las prácticas tántricas toman diversas formas, entre las cuales citaremos la repetición de *mantras* (sonidos y palabras místicos) y el estudio de *yantras* (formas geométricas simbólicas que representan las diferentes fuerzas de energía).

Entre ellas también se cuentan la adoración y la invocación de deidades, las prácticas rituales, el yoga y varias técnicas de visualización y de meditación. Estas prácticas van dirigidas a despertar los sentidos y crear una estimulación física, mental y psíquica que conducirá a la iluminación y a la comprensión de la unidad indivisible de todas las cosas.

Los seguidores del tantra consideran la unión sexual, *maithuna*, como un ritual que apunta hacia la utilización del amor físico para despertar la *kundalini* (la energía latente en la base de la columna) y dirigirla hacia arriba a través de los *chakras* (centros de energía) del cuerpo físico hasta la coronilla. Ello produce un estado de éxtasis espiritual.

TAO

La palabra «tao» significa «el camino», y se refiere al camino del universo y a la conciencia de la existencia física y no física. Durante miles de años los sabios taoístas han tenido como objetivo alcanzar un estado de «unicidad» con el tao, que está en todas partes y a la vez en ninguna, no se puede ver ni sentir pero lo impregna todo. Los taoístas observaban de cerca la naturaleza y creían que el hecho de ser natural –en armonía con las fuerzas y el equilibrio de la naturaleza– era esencial para crear y dirigir la energía interior que tenía que mejorar la salud, la longevidad y la plenitud espiritual.

Las prácticas taoístas no se difundieron entre el pueblo; en un principio sólo se revelaban a los discípulos taoístas y a los emperadores. Los secretos se transmitieron durante miles de años por vía oral, y el primer texto escrito sobre los principios del taoísmo fue probablemente el *Tao Te Ching*. Este texto, que se compone de unas cinco mil palabras y se divide en dos libros, siempre se ha atribuido a un sabio llamado Lao Tzu, y apareció antes del siglo IV a. de C., quizás en el siglo VI a. de C.

Desde sus orígenes, uno de los dogmas básicos del taoísmo era la importancia de una vida sexual llena de energía y felicidad, y los textos taoístas sexológicos detallados y explícitos se remontan a unos 2.000 años atrás.

Éstos proporcionan una información de gran valor sobre técnicas sexuales, cuyo propósito es el de alcanzar la serenidad y la salud a través de la armonía del *yin* (femenino) y el *yang* (masculino). Esta armonía se puede conseguir con la satisfacción femenina mediante el autocontrol masculino.

Uno de los primeros manuales de sexualidad taoísta, y aún hoy uno de los mejores, fue el *Su Nü Chung (El clásico de la muchacha normal)*, escrito en el siglo II o III a. de C. Narra los consejos que recibió el Emperador Amarillo (Huang Ti) de sus tres consejeras sexuales: Su Nü (la muchacha normal), Hsüan Nü (la muchacha misteriosa) y Tsai Nü (la muchacha del arco iris).

La armonía de los contrarios

En el tantrismo, las divinidades Siva y Sakti representan las dos fuerzas opuestas de lo masculino y lo femenino, lo positivo y lo negativo. Siva es el principio masculino; su consorte, Sakti, es el principio femenino; y la unión sexual del hombre y la mujer representa la unión de Siva y Sakti. En el taoísmo, las dos fuerzas opuestas se representan con el yin y el yang.

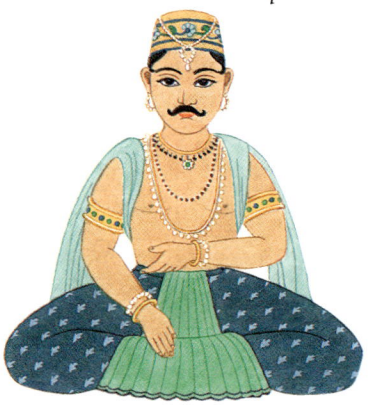

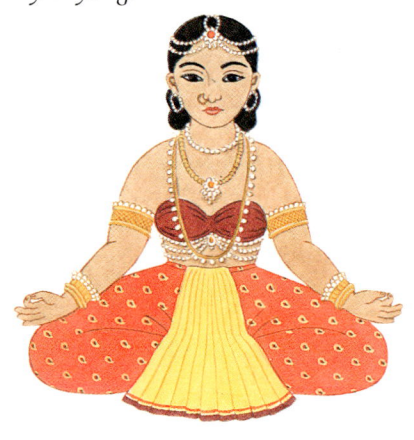

SIVA

En la tradición hindú, a partir de la cual nace el tantra, Siva a veces se considera como uno de los tres aspectos del Ser Supremo: Brahma, el creador, Visnú, el conservador, y Siva, el destructor. En este contexto, la destrucción implica la consiguiente renovación; Siva representa asimismo el poder reproductor de recuperación y regeneración, y por este motivo se suele simbolizar por medio de un *lingam* o falo. En la creencia tántrica, Siva desciende de los cielos, mientras Sakti surge de la tierra. Existe una atracción mutua entre ellos y el juego eterno que establecen –la Danza de Siva y Sakti– conforma el universo tal como lo conocemos.

SAKTI

A Sakti, cuyo símbolo suele ser un *yoni* o vulva, se la adora en múltiples formas, por ejemplo, Devi, la diosa madre. Devi en sí puede adoptar varias formas: o bien dulce (como Uma y Gauri) o bien violenta (como Kali o Durga). Tanto Siva como Sakti residen en nuestro interior, cada uno en un centro de energía o *chakra* (véase pág. 18). Sakti reside en el chakra de la base de la columna, con su centro en el perineo; Siva en el chakra de la coronilla, en la parte superior de la cabeza; y al unirse en armonía, se levanta el velo de la ilusión (*Maya*, el universo manifiesto, donde está enterrada la conciencia) y se alcanza la liberación.

El yin y el yang

Al igual que los tántricos, los taoístas creen que toda existencia se desarrolla a partir de la interacción de dos fuerzas o energías opuestas pero complementarias. En la tradición taoísta, estas dos fuerzas se conocen como el yin y el yang, y su constante acción recíproca conforma todo el universo. Cuando se alcanza un equilibrio correcto entre los dos eternos contrarios, pasan a ser mutuamente interdependientes, penetran uno en otro creando armonía.

Los taoístas perciben el universo en un estado de cambio constante y consideran que la línea de actuación más correcta y natural de una persona ante cualquier tipo de situación consiste en conectar estrechamente con la armonía cósmica subyacente o pauta universal.

Los principios del yin y el yang siguen en la base de muchos aspectos de la cultura china, tal como se ha visto durante miles de años. Gran parte de la medicina china, por ejemplo, se basa en la consecución del equilibrio adecuado entre los dos.

Sexo y simbolismo

En el taoísmo, la unión sexual del hombre y la mujer simboliza la unión del yin y el yang, del cielo y la tierra. Según el *I Ching* (el *Libro de los cambios*), escrito probablemente en el siglo XIII a. de C., «la combinación del Cielo y la Tierra da forma a todas las cosas, y la unión sexual del hombre y la mujer da vida a todas las cosas».

El yin es la feminidad cósmica, simbolizado por una mujer, el agua y la tierra. Es receptivo, introvertido, oscuro, tierno, débil, suave, pasivo e inconstante. El yang, la masculinidad cósmica, se simboliza mediante el hombre, el fuego y el cielo. Al contrario que el yin, el yang es resistente, extravertido, luminoso, duro y activo, y se le considera la fuerza primaria que junta todo el universo. El hombre y la mujer poseen las cualidades tanto del yin como del yang, y es el predominio de uno u otro lo que determina el sexo de la persona.

El símbolo del yin y el yang

Muchas personas conocen el tradicional símbolo circular que representa la unión del yin y el yang, aunque no sean conscientes de su significado. Este símbolo representa la Fuente Suprema y se compone de un círculo divido en dos por medio de una línea curva que separa el yin (negro) del yang (blanco). La suave curva de esta línea significa que el equilibrio entre el yin y el yang nunca es fijo, y cada mitad del símbolo contiene en su interior un punto del principio opuesto.

Símbolo del yin/yang
Este símbolo representa los polos opuestos, el yin y el yang, que juntos conforman un todo. Se equilibran mutuamente y uno está contenido en el otro. Su atracción mutua y su interacción produce movimiento, cambio y un flujo de energía o fuerza vital, que se conoce como chi.

Auras y energías

Los hindúes y los tántricos consideran que un ser vivo se compone de tres elementos principales: el cuerpo físico, el ser o espíritu y el cuerpo sutil. El cuerpo sutil es el cuerpo no físico que se cree que conecta este mundo con el siguiente. Los efectos energizantes del yoga (véase pág. 48) y de los ejercicios de Pranayama (véase pág. 54) intensifican y activan el cuerpo sutil.

El cuerpo sutil

El cuerpo sutil rodea e impregna el cuerpo físico, y se manifiesta hacia el exterior como un campo energético o aura. Algunas personas con poderes psíquicos pueden ver o percibir el aura que rodea a alguien, y la técnica de la fotografía de Kirlian (inventada en Rusia por Semyon Kirlian) produce imágenes destinadas a representarla.

El cuerpo sutil está compuesto por centros de energía, o chakras (véase pág. 18), y canales, denominados *nadis*, a través de los cuales fluye la energía. Los chakras son puntos de contacto entre el cuerpo sutil y el físico; los nadis tienen su origen en el chakra de la base de la columna *(Muladhara)* y forman una intrincada red que se extiende por todo el cuerpo sutil.

Prana, chi y ching

En las filosofías tántrica y taoísta es muy importante el concepto de una forma sutil de energía que se transmite en la atmósfera e infunde vida a todas las formas de materia, incluidos los seres humanos. En la creencia tántrica, dicha energía, conocida como *prana*, fluye a través de los nadis en el cuerpo sutil. El pranayama, una de las formas del yoga, enseña a controlar el prana y a retenerlo en el cuerpo por medio del control de la respiración. El movimiento y la conservación del prana mediante el yoga y el pranayama confiere fortaleza, vitalidad y sustento a las diferentes partes del cuerpo.

Para los taoístas, la energía sutil se denomina *chi*, y se trata de la energía invisible que «sentimos» en nuestro cuerpo. Vincula el cuerpo físico al metafísico, y la interacción de la energía chi positiva y negativa mantiene el bombeo del corazón y el sueño de la mente; además, de éste dependen nuestras emociones.

Los antiguos maestros taoístas, que vivían en la naturaleza y en armonía con ella, observaron el flujo de chi a través de todas las cosas, impregnando el universo entero, y desarrollaron formas para fomentar y utilizar el flujo de chi en el interior del cuerpo, alcanzando así un equilibrio y una armonía que les

> *"El poder del guru es capaz de estimular la kundalini cuando está dormida."*
> Swami Svatmarama

proporcionaban salud física, longevidad y espiritualidad. En la medida de lo posible, este equilibrio tiene que proceder del interior, si bien se produce asimismo cuando se da la unión con una persona del sexo opuesto, ya que entonces se intercambian las energías y éstas circulan entre los dos.

La energía básica del cuerpo, y la fuente de toda nuestra energía, es el chi puro que el cuerpo ha transformado en una forma más vigorosa: energía sexual o *ching*. Esta energía queda almacenada en el cuerpo, y cuando el flujo se detiene, morimos. Posee el poder de la procreación y se puede transformar en energía espiritual.

En su forma física, el ching se almacena en el esperma y en los ovarios. Al sentirnos excitados a nivel sexual, experimentamos una expansión de la esencia del ching y todo el cuerpo se recarga con una nueva energía.

NADIS

Se considera que en el cuerpo sutil hay más de 70.000 nadis. El nadi principal, el Sushumna, es una columna vertical que corresponde a la columna vertebral y conecta los siete chakras fundamentales. Girando en forma de espiral alrededor del Sushumna se encuentran otros dos nadis importantes: el Ida y el Pingala. Estos dos canales controlan la energía femenina y masculina: el Ida representa el aspecto lunar, femenino, y el Pingala representa el aspecto solar, masculino.

El Ida parte del lado izquierdo del chakra de la base de la columna y asciende en espiral alrededor del Sushumna hasta la ventana nasal derecha. El Pingala tiene su origen en la parte derecha del chakra de la base de la columna y asciende en espiral por el Sushumna hasta la ventana nasal izquierda.

La técnica de yoga *Anuloma viloma*, o respiración alternando las ventanas nasales (véase pág. 56), constituye un medio de estímulo de la actividad del Ida y el Pingala: la ventana nasal izquierda se considera como el camino del Ida, y la ventana nasal derecha, el camino del Pingala. Este ejercicio respiratorio asegura la existencia de un flujo igual de prana a través y alrededor de cada lado del cuerpo, lo cual contribuye a equilibrar el hemisferio izquierdo («verbal») y el hemisferio derecho («visual») del cerebro.

AIRES VITALES

El prana es tan sólo una de las diez energías o «aires vitales» que fluyen a través de los nadis; otra es el *apana*. El prana se desplaza en sentido ascendente y el apana en sentido descendente; cuando ambos se unen en el chakra de la base de la columna, se estimula la energía durmiente, la kundalini (véase pág. 20).

IDA, PINGALA Y SUSHUMNA
De los 70.000 nadis del cuerpo sutil, los más importantes son el Sushumna, el Ida y el Pingala, que giran en espiral alrededor del primero.

AURAS Y ENERGÍAS

Chakras

Los chakras (forma sánscrita de «ruedas») son vórtices de energía que conectan el cuerpo sutil con el cuerpo físico. Existen siete chakras principales situados en la base de la columna, la parte inferior del abdomen, el plexo solar, el corazón, la garganta, la frente y la coronilla, en la parte superior de la cabeza.

Los chakras se visualizan y se representan como flores de loto, cada pétalo de las cuales simboliza el florecimiento de una cualidad o atributo mental. Cada chakra se asocia a una función concreta psicológica o espiritual, como la creatividad o la sexualidad, y la mayoría se relacionan también a un elemento, como el aire o el fuego. Salvo el chakra de la coronilla, todos tienen su propio mantra: un sonido vocalizado de meditación (véase pág. 21) que resuena con las vibraciones naturales de cada chakra.

Los chakras pueden estar abiertos o cerrados, y se pueden activar por medio de técnicas como el yoga, la meditación y el acto sexual. Cuando se activa la energía de la kundalini (véase pág. 20), ésta se desplaza en sentido ascendente a través del cuerpo sutil, estimulando la apertura de cada chakra. Después absorbe la energía de los chakras, los deja cerrados, hasta que llega a la coronilla y se funde con la conciencia cósmica.

DESCUBRIR LOS CHAKRAS
Para sintonizar con los propios chakras, localizar la posición de cada uno e imaginarlos superpuestos en nuestro cuerpo físico. Empezando por el chakra de la base de la base de la columna, ascender visualizando el color correspondiente a cada parte del cuerpo. Al visualizar cada chakra, entonar repetidamente su mantra (véase la página siguiente). Inspirar entre cada entonación, visualizando la respiración que llena el chakra; al irse abriendo los pétalos de loto, el color se hará más brillante e intenso.

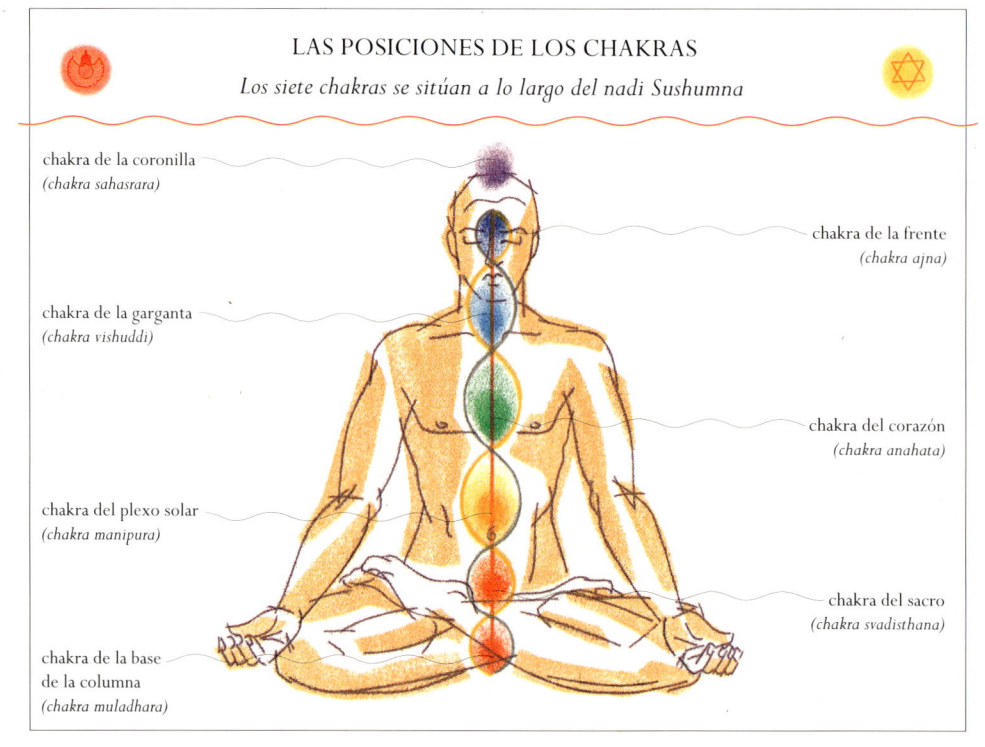

LAS POSICIONES DE LOS CHAKRAS
Los siete chakras se sitúan a lo largo del nadi Sushumna

- chakra de la coronilla (chakra sahasrara)
- chakra de la frente (chakra ajna)
- chakra de la garganta (chakra vishuddi)
- chakra del corazón (chakra anahata)
- chakra del plexo solar (chakra manipura)
- chakra del sacro (chakra svadisthana)
- chakra de la base de la columna (chakra muladhara)

TANTRA Y TAO

Chakra de la coronilla
color: **violeta**
mantra: **ninguno**
pétalos: **1.000**
elemento: **ninguno**
situación: **coronilla de la cabeza**
función: **unión, sabiduría**

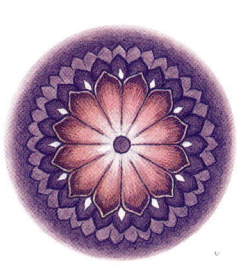

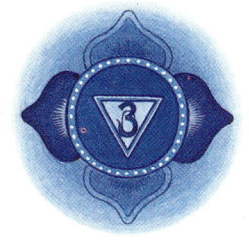

Chakra de la frente
color: **añil**
mantra: **OM**
pétalos: **2**
elemento: **ninguno**
situación: **frente**
función: **percepción**

Chakra de la garganta
color: **azul intenso**
mantra: **HAM**
pétalos: **16**
elemento: **akasa (éter/espacio)**
situación: **garganta**
función: **creatividad**

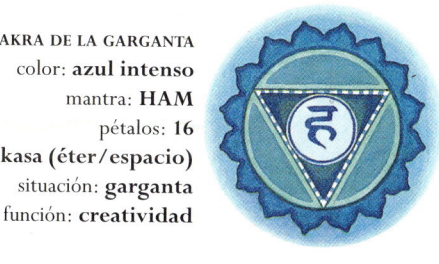

Chakra del corazón
color: **verde**
mantra: **YAM**
pétalos: **12**
elemento: **aire**
situación: **corazón**
función: **amor**

Chakra del plexo solar
color: **amarillo**
mantra: **RAM**
pétalos: **10**
elemento: **fuego**
situación: **plexo solar**
función: **poder, voluntad**

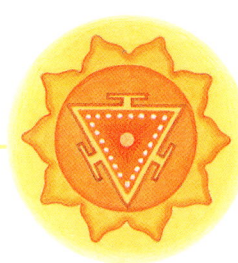

Chakra del sacro
color: **naranja**
mantra: **VAM**
pétalos: **6**
elemento: **agua**
situación: **plexo solar**
función: **sexualidad, placer**

Chakra de la base de la columna
color: **rojo**
mantra: **LAM**
pétalos: **4**
elemento: **tierra**
situación: **perineo**
función: **supervivencia, conexión con la tierra**

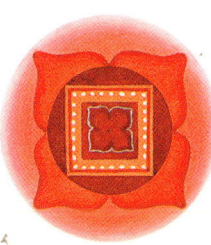

AURAS Y ENERGÍAS | 19

Kundalini

Kundalini es la energía femenina todopoderosa, si bien normalmente en estado latente, situada en el chakra de la base de la columna (Muladhara) en el extremo inferior del nadi Sushumna. Procede de la voz sánscrita que designa algo que «se enrosca hacia arriba» y se suele representar por medio de una serpiente durmiente enroscada tres veces y media, a veces con la cola en la boca.

También conocida como Sakti Kundalini o «mujer interior», la kundalini se encuentra en todo ser humano, aunque tal vez se mantenga latente y no se perciba a lo largo de la vida. Cuando se despierta, sin embargo, la experiencia es fantástica. Se ha comparado a una descarga de intenso calor por todo el cuerpo que lleva consigo una sensación de vértigo. A veces, incluso puede producir temblores, la respiración pasa a ser espasmódica y se pueden llegar a oír sonidos internos y percibir la sensación de colores, formas y dibujos que se disuelven en una intensa luz radiante y pura. Se trata de una energía tan poderosa que puede cambiar nuestra vida para siempre.

La práctica del yoga kundalini se propone despertar y canalizar esta energía latente, a fin de que se desplace hacia arriba desde el chakra de la base de la columna, que es la morada de Sakti, hasta el chakra de la coronilla (sahasrara), donde habita Siva. Ello une a Sakti (el universo) con Siva (la conciencia pura): una unión mística que conduce a la liberación personal o iluminación. Cuando se estimula la energía kundalini y ésta asciende, pasa a través de cada chakra, uno a uno, y despierta sus energías. Ello hace que la persona pueda experimentar estados de conciencia cada vez más elevados e incluso alcanzar un estado de éxtasis puro.

Puesto que la energía kundalini es muy potente, puede actuar tanto de forma destructiva como creativa, y para evitar el lado destructivo de su naturaleza los yoguis dedican años a la formación y disciplina al preparar su liberación. Esta preparación implica técnicas como ejercicios físicos y respiratorios, meditación y control dietético. Todo ello dispone al cuerpo físico y sutil para liberación de la kundalini, contribuyendo a despejar los bloqueos, para que la energía que se ha estimulado se desplace libremente a través de los chakras hasta la coronilla. Ahora bien, los métodos del yoga no son los únicos que despiertan la energía kundalini: la música, la danza y el acto sexual también lo consiguen. Utilizando las técnicas tántricas de hacer el amor, las parejas aprenden a canalizar esta energía, y empleando el poder de la serpiente como aliado creativo, se puede experimentar un delicioso éxtasis más allá de los dominios de la conciencia normal.

Despertar a la serpiente enroscada

La energía kundalini se suele representar como una serpiente enroscada, que permanece dormida en la base del nadi Sushumna. Durante el acto amoroso, los movimientos físicos de la región sexual —combinados con una respiración profunda, una visualización positiva y los sonidos del amor— pueden despertar a la kundalini y elevar el amor físico a una dimensión mística de atemporalidad y unicidad con el universo.

Mantras

El universo está compuesto de sonido, y cada sonido constituye una forma de energía que posee una cualidad única de vibración. Los mantras son sílabas o palabras, compuestas por consonantes y vocales, a las que se atribuyen unas cualidades de vibración particularmente intensas. Constituyen un medio eficaz para la meditación (véase pág. 84) y en general los transmite un guru o profesor.

Existen muchos tipos de mantra, todos se pueden repetir en voz alta, en un susurro o silenciosamente en la mente, hasta de forma inconsciente. Cada vez que respiramos, por ejemplo, repetimos inconscientemente un mantra: «so» en la inspiración y «ham» en la espiración. Se traduce como «Soy lo que soy».

Cuando se repite un mantra en voz alta, su ritmo y vibración nos ayudan a desviar los pensamientos negativos que nos estorban, y la liberación de la energía del sonido produce una pauta concreta de pensamiento positivo. Así, los mantras constituyen un método para sacar fuera nuestras buenas vibraciones y contrarrestar las discordantes. Nos confieren fortaleza para controlar la mente y el cuerpo.

La fuerza del mantra se experimenta a través de su utilización. Se trata de un poder sutil y debemos tomarnos el tiempo necesario para experimentar su efectividad. Probablemente el mantra más conocido es «Om». Se dice que es el sonido original a partir del cual se creó el universo: la raíz de todos los sonidos. El sonido consta de tres partes distintas –AH...OO...MM– y debe pronunciarse con gran cuidado. Tanto si se entona vocalmente como si se practica hacia dentro, «AH» se genera en la profundidad interior del cuerpo, «OO» es corto y «MM», que es el sonido más largo, resuena en la cabeza.

Recitar un mantra puede resultar muy útil para la meditación, pero debe escogerse concienzudamente. Probaremos diferentes sonidos o palabras, ya sean conocidos o inventados; también podemos emplear una afirmación positiva sobre nosotros mismos. Lo repetiremos durante 10 o 20 minutos más o menos, de forma verbal o interna, como medio para centrar la mente.

Los mantras también se pueden utilizar durante el acto amoroso para favorecer la concentración de la mente y el control de la energía sexual, y mantenernos así «en el momento».

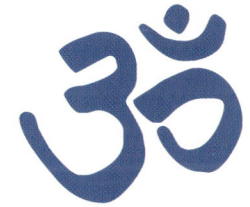

Om
Los caracteres sánscritos del mantra «Om».

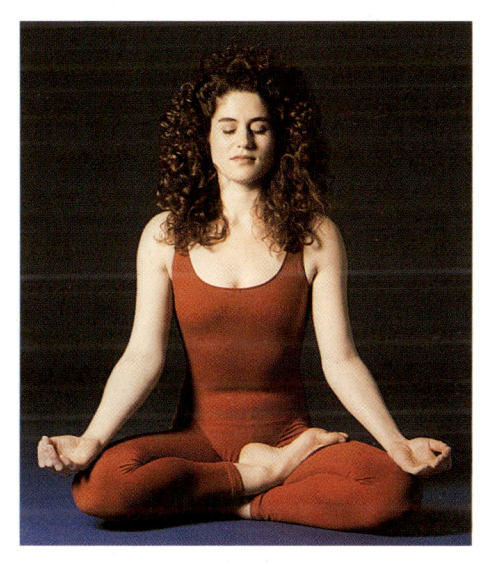

Mantras y meditación
Durante miles de años los estudiantes de yoga han utilizado los mantras como ayuda para la meditación.

Yantras

En las enseñanzas y estudios orientales se interrelacionan el sonido y la forma: cada sonido tiene un equivalente visual que representa la forma del sonido, y los mantras (véase pág. 21) se representan mediante unos dibujos geométricos denominados yantras. Estos diagramas místicos construidos con gran esmero se utilizan como ayuda para la meditación.

La estructura de un yantra

La geometría de los dibujos yantra va dirigida a facilitar la concentración en la meditación y a interiorizar la conciencia. Muchos yantras clásicos están pensados para captar las intensas pautas de energía que representan algunas divinidades concretas, como Kali y Tara.

Puesto que se trata de una pauta visual, la contemplación de un yantra implica utilizar el hemisferio derecho del cerebro, el lado «visual», que tiene que ver con el reconocimiento y la memorización de las formas y, asimismo, con el pensamiento concreto y las emociones. Un mantra, en tanto que sonido, activa el hemisferio izquierdo del cerebro, el lado «verbal», que está en relación con el habla y el pensamiento abstracto.

Cuando una persona que medita combina la contemplación de un yantra con la recitación de un mantra adecuado, implica de manera activa los dos hemisferios en el acto de la meditación. Con los dos lados del cerebro actuando en armonía, la persona que medita es capaz de alcanzar un estadio de conciencia más elevado y sentirse unida al universo.

El dibujo y los colores de un yantra, que tradicionalmente se escogen siguiendo unas reglas estrictas que rigen factores tales como el tipo de pinceles o tintas que se escogen a tal fin, constituyen también un acto de meditación que utiliza los dos lados del cerebro. Dibujar las líneas geométricas corresponde al lado derecho, y añadir los colores, al izquierdo. Hay muchas variedades de yantras, de entre las cuales las más importantes son los *Yantra Shakta*, que representan manifestaciones de la Madre Divina.

El formato básico de estos yantras consiste en un marco cuadrado con un saliente en forma de T en cada uno de los lados. Dentro del cuadrado, dos o más círculos concéntricos con un aro de pétalos de loto en su interior, y dentro del círculo interior, un dibujo con uno o más triángulos encierra el punto central, o *bindu*, del yantra. Cada uno de estos

Yantra de Tara
Este yantra simboliza la diosa Tara, una de las formas de la Madre Divina. El yantra presenta una flor de loto de ocho pétalos, que significa el mundo físico, y su centro focal, el bindu, se encuentra en el interior de un triángulo con la punta hacia arriba.

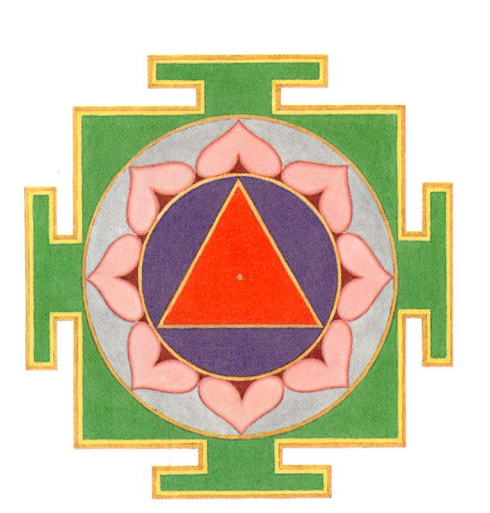

elementos geométricos, cuadrados, círculos y triángulos, posee su simbología concreta, al igual que la mayoría de formas que se utilizan en el dibujo de los yantras.

CUADRADOS, CÍRCULOS Y PUNTOS

El cuadrado proporciona la base y el marco de los demás elementos del yantra, un espacio donde apoyarse y ubicarse sin mezclarse con ellos. Los salientes en forma de T a cada lado de un yantra representan las puertas.

El bindu, el puntito en el centro del yantra, es el punto focal de toda la figura. Representa la semilla masculina, la fuente de toda creación, la conciencia suprema, la forma de energía más concentrada, y si bien el bindu tiene una localización, no tiene magnitud.

Un círculo, que en términos geométricos se puede definir como la expansión simétrica de un punto, representa las fuerzas cíclicas del universo y su continua renovación, así como el espacio y el infinito. Una serie de tres círculos concéntricos puede representar las tres cualidades de la energía o *Gunas* (véase pág. 50). Estos tres círculos también pueden simbolizar el pasado, el presente y el futuro, los tres aspectos inseparables del tiempo.

TRIÁNGULOS, ESTRELLAS Y PÉTALOS

El triángulo es uno de los símbolos geométricos básicos más importantes utilizado en los yantras. Cuando apunta hacia arriba, representa el movimiento ascendente y la energía masculina, y cuando apunta hacia abajo, simboliza el movimiento descendente, la energía femenina y el yoni (vulva).

Cuando se combinan los dos tipos de triángulos conforman una estrella de seis puntas que indica un armonioso equilibrio de las energías masculina y femenina. El concepto de equilibrio se puede ilustrar, asimismo, mediante una estrella de ocho puntas creada por superposición de dos cuadrados.

Uno de los símbolos más vigorosos de los yantras consiste en un triángulo con la punta hacia abajo, que simboliza el yoni y envuelve el punto central, que representa la semilla masculina. Juntos conforman el símbolo de la existencia continua del mundo a través de un proceso de creación constante.

Otro motivo común en los yantras son los pétalos, y se suelen representar en un aro. El significado del aro de pétalos de loto en un yantra depende del número de pétalos dibujado: ocho pétalos significan realidad manifiesta, 12 indican el sol y 16, la luna.

YANTRA DE KALI
El yantra de la diosa Kali contiene tres círculos concéntricos y tres triángulos. En este yantra, los círculos concéntricos representan los tres aspectos del tiempo, y los triángulos se han empleado para simbolizar los tres Gunas.

Mandalas

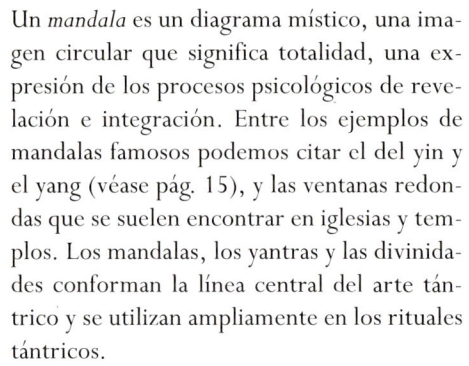

Un *mandala* es un diagrama místico, una imagen circular que significa totalidad, una expresión de los procesos psicológicos de revelación e integración. Entre los ejemplos de mandalas famosos podemos citar el del yin y el yang (véase pág. 15), y las ventanas redondas que se suelen encontrar en iglesias y templos. Los mandalas, los yantras y las divinidades conforman la línea central del arte tántrico y se utilizan ampliamente en los rituales tántricos.

Los mandalas rituales, sobre todo los de la clásica tradición tibetana, están compuestos por dibujos y símbolos muy detallados y complejos, y se limitan a una estructura formal de estilos y motivos definidos. Los mandalas suelen estar pintados (normalmente en guache) sobre tela o papel, y el proceso en sí de dibujar el mandala se considera como un acto de meditación.

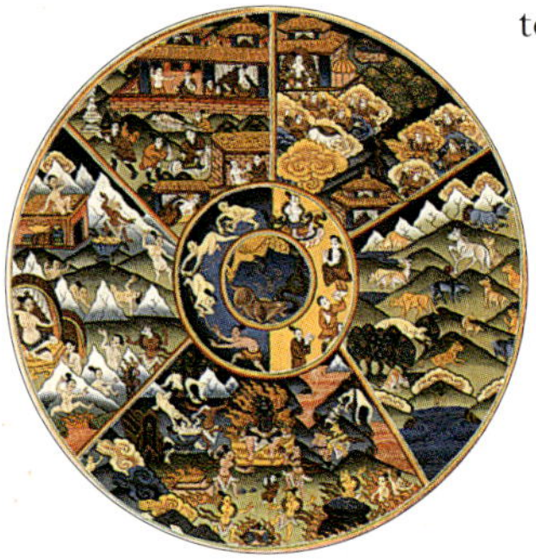

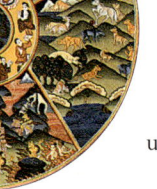

La estructura de un mandala

La palabra «mandala» es la forma sánscrita para designar un «círculo» y refleja la tradicional forma circular de estos dibujos complejos y sutiles. Según *Mystery of Mandalas*, de Heita Copony, «existen tres principios de orden en la estructura de un mandala: el centro; las emanaciones que irradian a partir del centro; y la periferia del círculo. Así, un mandala se concentra en su punto central, el nacimiento de toda existencia en el espacio y el tiempo, de donde emana todo movimiento y donde se dirigen todas las cosas».

El autor tántrico Ajit Mookerji describe un mandala como la representación del cosmos, cuyo principio está en su fin, y cuyo fin está en su principio. También describe a los maestros tántricos como personas «preparadas para visualizar la esencia original del mandala en su forma externa y para después interiorizarla, a través de la contemplación, convirtiéndola en una fuerza psíquica».

Formas tradicionales

En el arte tántrico clásico el artista que realizaba los mandalas tenía que practicar una compleja formulación visual, probablemente desde los primeros momentos, a fin de poder evocar el universo y dibujar los símbolos divinos y cósmicos con gran precisión. Tenía que ajustarse estrictamente a las formas tradicionales, utilizando una gama establecida de símbolos, formas y colores prescritos de forma precisa para transmitir las eternas verdades espirituales y el poder espiritual a toda persona que contemplara un mandala o lo utilizara para la meditación.

Mandalas y meditación

Al meditar con un mandala, la persona en cuestión puede concentrar energía cósmica y psíquica. La imagen representada refleja el ser interior y al contemplar el mandala y su significado, tal como escribe Heita Copony, «la persona que medita adquiere conciencia de su compleja existencia multidimensional… la naturaleza del nacimiento y de la muerte y la inalterable unidad de todo ser».

Mandala tibetano
Un mandala es un diagrama místico o un dibujo cargado de energía que se utiliza como símbolo para la meditación.

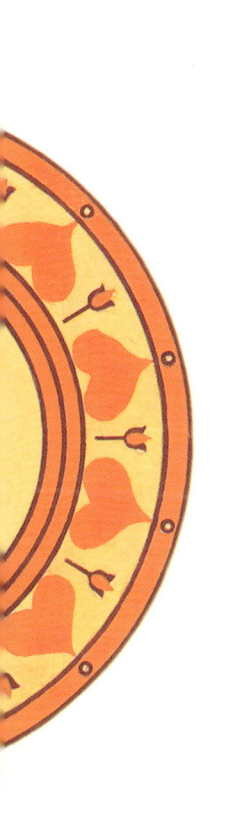

II

El cuerpo

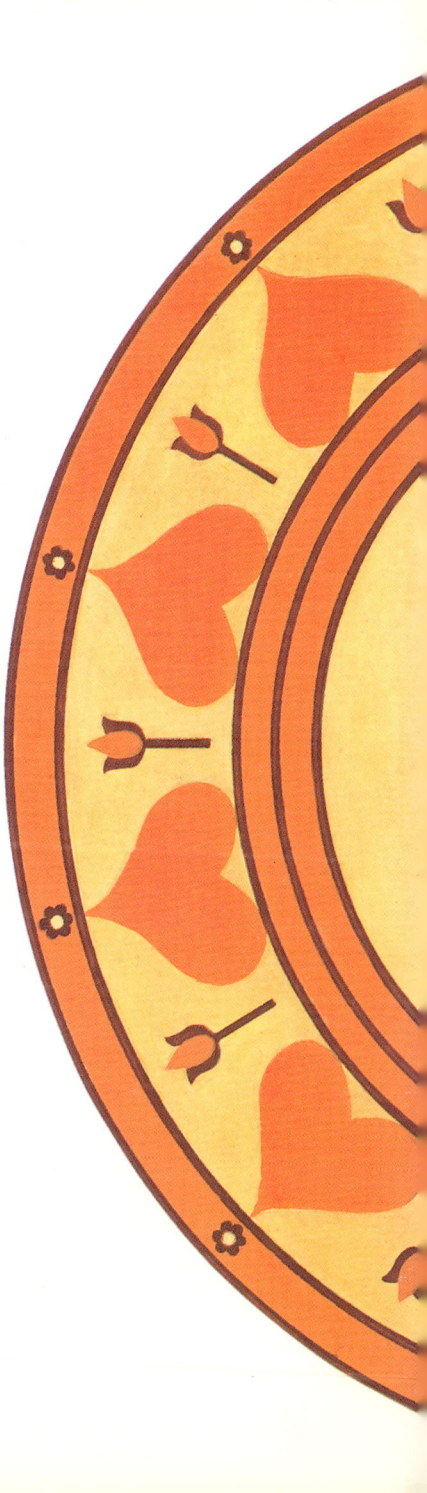

Explorar la sexualidad

Para poder alcanzar la cumbre del éxtasis sexual con la pareja debemos tener conciencia de nuestro propio cuerpo y de su potencial para la sexualidad. Tenemos que conocer, asimismo, el cuerpo de la pareja, su anatomía sexual y su respuesta a la estimulación sexual.

Todos nos diferenciamos en nuestras respuestas sexuales, al igual que ocurre con nuestras características físicas y emocionales. Al explorar nuestra sexualidad y descubrir nuestra pauta personal de respuestas sexuales, no sólo lograremos conocernos mejor sino que nos sentiremos más seguros de nosotros mismos en el campo sexual. Debemos llegar a conocer nuestras propias respuestas sexuales y al mismo tiempo aprender las de nuestra pareja, averiguar cómo le gusta que le toquen, acaricien, besen y estimulen. Con ello conseguiremos elevar al máximo el placer de nuestra pareja durante el acto amoroso, sobre todo cuando al conocer a la perfección sus preferencias sexuales podamos proporcionarle la estimulación óptima como algo intuitivo.

> *"El yang sólo funciona con la cooperación del yin; el yin sólo puede crecer en presencia del yang."*
>
> Lao Tzu

Control muscular

Otra manera de aumentar el propio placer sexual y el de la pareja consiste en aprender a controlar los músculos de la región genital, sobre todo los músculos del piso pelviano (pubococcígeo o PC). En la mujer, la tensión de estos músculos intensifica el agarre del pene por parte de la vagina durante el coito, intensificando su placer y el de su pareja (véase pág. 32). En el hombre, el control de los músculos del piso pelviano (véase pág. 43) le ayuda a adquirir una buena forma física de toda la zona genital y, lo que es más importante, le facilita el control de la eyaculación.

Control de la eyaculación

En la sexología tántrica y taoísta el control de la eyaculación y la retención de semen se hallan entre las técnicas sexuales más importantes que el hombre debe desarrollar. Estas técnicas ayudan al hombre a alcanzar el orgasmo sin eyaculación, conservando su esencia yang y capacitándole para prolongar el coito y asegurar así que su pareja goce de la oportunidad de llegar a los niveles más elevados de éxtasis sexual.

Otras técnicas que puede emplear la pareja para intensificar el placer sexual son la estimulación del punto G femenino (véase pág. 29) y de la glándula prostática del hombre (véase pág. 39). El punto G se puede estimular tanto de forma manual como, durante el coito, con el pene, y la glándula prostática se estimula fácilmente con el dedo.

El hombre interior, la mujer interior

Para transformar la energía sexual en energía revitalizadora y espiritual, la pareja en conjunto debe comprometerse a ir más allá de su personalidad y ego, encontrando el equilibrio correcto del yin y el yang y manteniendo en armonía el flujo de estas energías. Resulta importante que cada uno desarrolle la capacidad de conocer, comprender y «sentir» la energía del otro, y así dar y recibir abiertamente y con plena disposición. Es esencial, en este sentido, reconocer que todo hombre es a la vez masculino y femenino, y que toda mujer es a la vez femenina y masculina.

Aspectos masculinos y femeninos

El hombre se asocia al fuego y a la energía masculina, o energía yang, una energía dinámica y activa que, independientemente del sexo, todos llevamos en nuestro interior. Como cualidades «masculinas» suelen contarse aquellas relacionadas con la inteligencia, la ambición y el dominio, las cuales se traducen en características masculinas. La mujer se relaciona con el agua, y la feminidad con la intuición, la pasividad y la energía que fluye libremente, el aspecto yin de la naturaleza de todos nosotros. Las cualidades «femeninas» se centran en el cuidado a los demás, la receptividad y la afectividad.

Debemos encontrar el equilibrio entre estos dos aspectos sin ningún tipo de represión ni temor. Una expresión de fortaleza en el hombre podría consistir en ser vulnerable, y para la mujer ser dominante manteniendo su feminidad supondría una importante baza. Desde una temprana edad, la diferenciación sexual afecta nuestras pautas de comportamiento, reprimiendo a menudo los aspectos naturales secundarios —aunque evidentes— femeninos o masculinos, de nuestra personalidad. Por lo tanto, como hombres y mujeres deberíamos sentirnos libres para actuar según los aspectos femeninos y masculinos que llevamos dentro y ser conscientes de su funcionamiento.

Si nos abrimos y aceptamos las diferentes cualidades de nuestra vertiente femenina y masculina, nos convertiremos en unos seres humanos más equilibrados y completos, y seremos capaces de comprender mejor, más profundamente, a nuestra pareja. El hecho de ser conscientes del propio «yo» que acabamos de descubrir conlleva una sensación de seguridad que siempre resulta atractiva.

El hombre y la mujer son indudablemente distintos, pero esa diferencia debe expresarse en forma de equilibrio y no como competición o poder. La búsqueda del equilibrio empieza en nuestro propio interior, donde se hallan comprendidos ambos sexos en la unión divina de Siva y Sakti, del yin y el yang. Cuando el acto amoroso se convierte en un ritual tántrico, la mujer representa la puerta de entrada para que el hombre viva la mujer que lleva dentro y el hombre despierta en su pareja la conciencia del hombre que lleva dentro.

En el intercambio de papeles durante el acto sexual ponemos de manifiesto y expresamos el aspecto femenino en el caso del hombre, y el masculino en el caso de la mujer. Ambos ofrecen un reflejo perfecto de los aspectos interiores del otro, de modo que cuando los exploramos en el acto sexual, se produce un intercambio de energía, de manera activa y pasiva, en perfecta armonía y sin limitación por parte de uno u otro sexo.

La pareja femenina

Recomiendo tanto a los hombres como a las mujeres que lean las páginas siguientes, puesto que resulta muy importante que unos y otras comprendan el cuerpo de su pareja y sus respuestas a la excitación sexual.

Las diferencias físicas entre el hombre y la mujer tienen sus efectos en el desarrollo psicológico y espiritual, por lo tanto, un buen conocimiento del funcionamiento del cuerpo masculino y femenino constituye un paso importante hacia la comprensión de la naturaleza humana.

No hay que avergonzarse del cuerpo humano; al contrario, es algo que hay que celebrar, y la carne y el espíritu, para el tantra y el tao, conforman un todo. Al hacer el amor compartimos el contacto recíproco más íntimo, y la mejor enseñanza consiste en amarse mutuamente de forma completa. Asimismo, hay que tratar de adquirir conciencia de las diferentes fuerzas, los ciclos de la naturaleza y las energías sutiles que impregnan todos los niveles de nuestra existencia. Consideremos esta enseñanza como un redescubrimiento mutuo, algo que conlleva un despertar al conocimiento de la otra persona a nivel físico.

ANATOMÍA SEXUAL FEMENINA
El monte de Venus (mons veneris), *una capa de grasa que cubre el hueso pubiano, se divide en los labios mayores* (labia majora). *En su interior se encuentran los labios menores* (labia minora), *la abertura de la uretra y la entrada a la vagina. Los labios menores se unen en la parte superior para formar el prepucio que protege el glande del clítoris (zona muy sensible) cuando se encuentra en estado no erecto; al retirar el prepucio, el clítoris queda expuesto.*

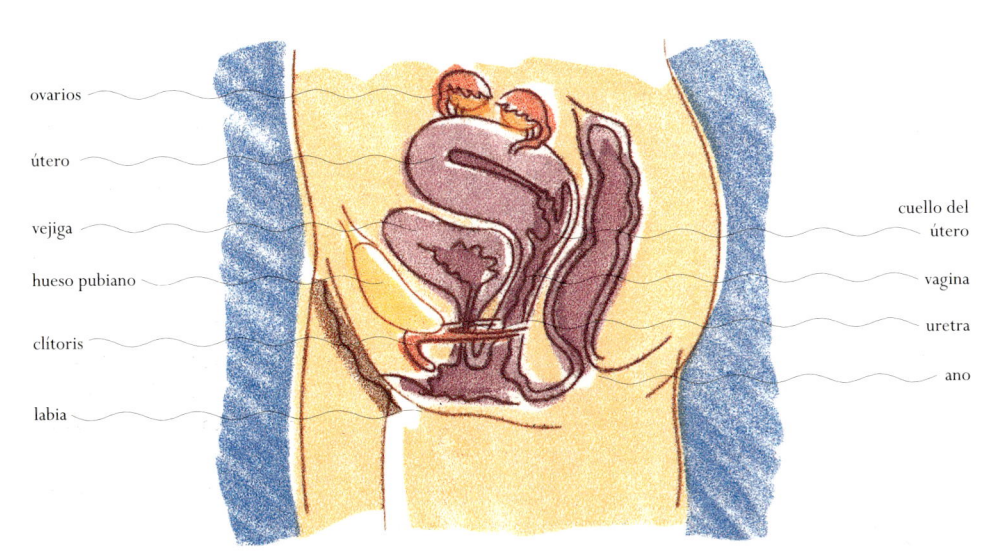

ANATOMÍA SEXUAL FEMENINA

ovarios
útero
vejiga
hueso pubiano
clítoris
labia

cuello del útero
vagina
uretra
ano

EL PUNTO G

Durante la excitación sexual aumenta la concentración de sangre en los vasos que rodean la uretra, zona conocida como esponja uretral. Ello produce un bombeo que se percibe a través de las paredes vaginales en un punto llamado punto G, que recibe este nombre por su descubridor, el ginecólogo alemán Ernest Gräfenberg. Se cree que en algunas mujeres es más sensible que en otras.

Se puede localizar utilizando un dedo para explorar y tocar la zona delantera superior del interior de la vagina. Cuando se estimula este punto, ya sea manualmente o con el pene de la pareja, se experimentan intensas sensaciones de placer que suelen ir acompañadas de la sensación de deseo de orinar. Al llegar a ese punto, no hay que retroceder. Experimentemos la sensación sin el temor de orinar, ya que si continuamos percibiremos un aumento de la excitación sexual y la eyaculación (véase pág. 35).

Las mejores posturas para estimular el punto G durante el acto sexual se consiguen tumbándose boca abajo o arrodillándose para facilitar la entrada por atrás, o bien con la mujer colocada encima de la pareja. Para algunas mujeres, la estimulación del punto G puede desencadenar el orgasmo, mientras que para otras no es más que una parte excitante de la estimulación sexual global.

LOCALIZACIÓN DEL PUNTO G
Se puede localizar el punto G introduciendo suavemente un dedo en la vagina y buscando, en el lado de la pared vaginal correspondiente al abdomen, una zona en que el tejido tiene una textura distinta, más abultado y con pequeños pliegues. Ése es el punto G. Resulta más fácil encontrarlo en posición de cuclillas o tumbada con las piernas levantadas que en posición sentada, de pie o tumbada plana.

CONOCER NUESTRO PROPIO CUERPO

Hay un ejercicio que, si todavía no se ha probado, recomiendo que se realice al leer este apartado: desnudarse, coger un espejo y utilizarlo para estudiar la anatomía de la zona genital, familiarizándose así con sus distintos colores, texturas y formas.

EXCITACIÓN Y ORGASMO

Durante la excitación sexual, los labios vaginales de la mujer se hinchan y su color se hace más oscuro. El clítoris se hace más compacto, se reduce y se pone en erección, la vagina se alarga, se ensancha y segrega un fluido lubricante, los senos se hinchan y los pezones se ponen erectos. Si la excitación continúa, el clítoris aumenta de tamaño, pero da la impresión que desaparece porque se retira contra el hueso pubiano y queda escondido bajo los hinchados labios vaginales. La erección de los pezones también parece disminuir a causa de la expansión del tejido que los rodea.

Durante el orgasmo se multiplica por dos el ritmo cardíaco de la mujer, la respiración pasa a ser tres veces más rápida de lo normal y el tercio exterior de la vagina (la plataforma orgásmica) se contrae de forma rítmica, normalmente de 3 a 15 veces en otros tantos segundos.

Las zonas erógenas femeninas

Parte anterior y costados

Las principales zonas erógenas de la parte anterior y los costados de la mujer son el interior de los brazos, los senos y los pezones, la cintura, la región genital y los muslos. En la cabeza, el cuero cabelludo, las orejas, las mejillas, la garganta y el cuello responderán eróticamente a las delicadas caricias y besos.

En términos convencionales, una zona erógena es una parte del cuerpo que, al estimularla, desencadena una excitación sexual. En la tradición tántrica y taoísta y en muchos textos antiguos sobre el amor, no obstante, se considera que todo el cuerpo es una zona erógena a la que la mente puede despertar. Una vez conseguido, el cuerpo responde por medio de los órganos sensitivos, activando canales sutiles y liberando energía en circulación. En el manual hindú sobre el amor *Ananga Ranga*, por ejemplo, se enumeran las zonas erógenas del cuerpo femenino: la cabeza, los ojos, los labios, la boca, las mejillas, las orejas, la garganta, la nuca, los senos, los pezones, el vientre, la espalda, los brazos, las manos, los muslos, las rodillas, los tobillos, los pies, los dedos gordos de los pies, la vulva, la cintura, las nalgas, la coronilla y el centro de la frente, una lista que incluye prácticamente todas las partes del cuerpo.

Los antiguos seguidores del tantra y el tao creían asimismo que una serie de «pasiones» en la mujer se localizaban en diferentes partes del cuerpo según las distintas fases lunares. En las enseñanzas tántricas se recomendaban ciertos rituales para días concretos del ciclo lunar, entre los cuales se encontraba la estimulación de zonas determinadas del cuerpo femenino. Dicha idea queda reflejada en el *Ananga Ranga*, donde se afirma que la pasión reside en el lado derecho de la mujer desde la luna nueva hasta la luna llena, y en el lado izquierdo desde la luna llena hasta la luna nueva.

El *Ananga Ranga* también recomendaba formas de estimulación de las zonas erógenas femeninas con la finalidad de producir excitación. Aconsejaba, por ejemplo, que la cabeza y el cabello debían estimularse sosteniendo éste y acariciando la cabeza con las puntas de los dedos, y que había que chupar y morder suavemente los labios.

Hay muchas formas de estimular las zonas erógenas de la mujer, entre las cuales citaremos: besar, lamer, morder, mordisquear, tocar, frotar, rozar, acariciar y apretar. Un masaje sensual (véase pág. 102) constituye una forma excelente de descubrir las zonas erógenas menos evidentes y de averiguar cómo le gusta a la mujer que la toquen.

Autoexploración

La mujer puede aprender mucho acerca de sus zonas erógenas exa-

EL CUERPO

minando y explorando su cuerpo desnudo delante del espejo. Para algunas personas, sin embargo, la autoexploración resulta problemática, al surgirles un «crítico interior» que sugiere que cualquier cosa se puede considerar una imperfección, por ello prefieren seguir vestidos y mantenerlo todo cubierto.

Ahora bien, en nosotros hay mucho más que lo meramente físico, y el amor hacia uno mismo proporciona seguridad, algo que resulta mucho más atractivo que la actitud de censura. Examinemos nuestro cuerpo desnudo, valoremos cómo es, observemos qué nos gusta de nuestro cuerpo y de nuestro rostro..., siempre hay algo. ¿Cómo nos sentimos? ¿Cómo nos hacen sentir las otras partes del cuerpo?

Hay que transmitir amor a esas zonas, dedicarles una sonrisa, comunicar al cuerpo que es bello y creérselo. En cuanto seamos capaces de apreciar y amar completamente nuestro cuerpo, nos sentiremos más inspirados para reverenciarlo, lo cual puede conllevar todo tipo de cambios en nuestra vida a distintos niveles.

Aprender a amar y valorar el cuerpo físico es sólo uno de los aspectos de la autoexploración. Para lograr obtener el máximo de las prácticas sexuales tántricas y taoístas, es importante conseguir desviar la atención del aspecto externo y centrarla en el interior. Destinemos un tiempo a reflexionar y contemplar nuestra conexión con todas las cosas, y a entender las causas que originan nuestras acciones y reacciones en distintas situaciones. Tratemos de ampliar la conciencia de nuestro yo real, nuestro yo interno, al que no ven los demás.

Autodescubrimiento

Practicar con un espejo constituye un medio muy efectivo para el autodescubrimiento. Observar cómo cambia nuestra expresión facial según los pensamientos y las sensaciones, sustituir luego los pensamientos o actitudes negativos por otros positivos y comprobar los cambios físicos consiguientes.

Utilizar la imaginación para crear rituales que sustituyan lo negativo que nos afecta por una actitud personal positiva. Escribir, por ejemplo, en una hoja de papel todo aquello de lo que nos queremos deshacer en la vida. Después quemarlo para transformar la energía negativa y nociva en una energía positiva y revitalizadora. O bien tomar un baño ritual, empleando el agua para deshacernos de las preocupaciones y para que nos limpie y purifique la psique.

PARTE POSTERIOR
La columna vertebral femenina, desde la nuca hasta la hendidura entre las nalgas, es una de las zonas erógenas más sensibles. Las nalgas, dotadas de gran número de terminaciones nerviosas, también son muy erógenas, así como la parte posterior de las piernas.

LA PAREJA FEMENINA 31

El músculo PC

Tanto en el hombre como en la mujer, el piso pelviano consta de dos grupos musculares. El primero, los músculos delanteros exteriores, lo forman los músculos bulbocavernoso, isquiocavernoso y el esfínter de la uretra. En el segundo grupo, los músculos traseros internos próximos al ano, se encuentran el pubococcígeo, el iliococcígeo y el elevador del ano.

El pubococcígeo o músculo PC se conoce también como el «músculo del amor», ya que al tensarlo durante el coito intensifica el agarre del pene por parte de la vagina. Va desde el hueso pubiano hasta el cóccix, y es el músculo que utilizamos cuando sentimos necesidad de orinar y nos contenemos. La manera más sencilla de localizarlo consiste en detener y activar el flujo de orina. El músculo que estaremos utilizando es el PC.

Como en todos los músculos, el ejercicio resulta positivo para el PC, y mantenerlo en forma favorece un buen funcionamiento sexual tanto para el hombre como para la mujer. Durante el orgasmo, en el hombre y en la mujer, el PC se contrae una vez cada 0,8 segundos durante 15 segundos.

Los puntos positivos que conlleva ejercitar los grupos musculares del piso pelviano, incluido el músculo PC, son numerosos. Estos ejercicios nos permiten establecer contacto con la zona genital y las sensaciones sexuales, convierte el orgasmo en una acción más voluntaria y contribuye a reafirmar y tonificar la vagina tras el parto. Al contraer voluntariamente el músculo PC durante el acto amoroso, se aumenta la excitación, ya que estimula la circulación sanguínea hacia la zona, aportando energía y sensibilidad a la vagina, al clítoris y al punto G.

Localización del músculo PC
El músculo PC tiene forma de ocho y envuelve la vagina, la uretra y el ano. Se distingue al detener y activar el flujo de orina varias veces. Para tener una idea de la resistencia del músculo PC, colocar un dedo en la vagina, contraer el músculo y notar cómo la vagina estrecha el dedo.

Ejercicios para el músculo PC

Mucho antes de la década de los cincuenta, cuando el doctor Arnold Kegel, de Los Ángeles, desarrolló una serie de ejercicios para los músculos del piso pelviano que llevan su nombre, los antiguos expertos habían descrito el control del músculo PC como una forma de alcanzar, intensificar, prolongar y controlar el orgasmo en ambos sexos. La contracción de los músculos del ano y el PC se utilizaba como método de bloqueo para detener el escape de energía. Para ejercitar el músculo PC, empezar tensándolo y relajándolo en una acción rítmica de bombeo. En un principio, tensar y relajar el músculo 20 veces, dos veces al día. Se puede realizar en posición de pie, sentada o tumbada, no importa dónde nos encontremos ni qué estemos haciendo —escribir, leer, trabajar, esperar el autobús, el tren o el avión—, y nos sorprenderá el placer que notamos. ¡Un gran placer! De forma gradual, ir aumentando el número de contracciones, con cuidado de no excederse para no ocasionar una inflamación del músculo. Tal vez notemos, al principio, que al tensar el músculo PC ponemos en tensión otros músculos, como los del abdomen, pero enseguida limitaremos las contracciones a la zona, de modo que el resto del cuerpo permanezca relajado.

En cuanto nos hayamos acostumbrado al bombeo, ampliaremos el ejercicio tensando el músculo PC, manteniéndolo en tensión el máximo tiempo posible y relajándolo después completamente. De nuevo, empezar con 20 veces e ir aumentando el número gradualmente, asegurándonos de relajar por completo el músculo entre cada contracción. Concentrarse en las sensaciones que se producen en los genitales y no hay que sorprenderse de que éstas sean eróticas: disfrutémoslas.

La combinación del control respiratorio (véase pág. 54) con la tensión y relajación del músculo PC intensifica en gran medida las sensaciones. Inspirar al tensar el músculo, mantener el resto del cuerpo relajado y trasmitir la sensación desde los genitales hacia todo el cuerpo. Luego, espirar, apretar hacia abajo casi como en el parto y relajar todos los músculos antes de repetir.

Se requiere algo más de dos meses de práctica para fortalecer y tonificar el músculo PC, y los resultados que experimentaremos durante el acto sexual nos estimularán a seguir con los ejercicios.

INTENSIFICAR EL ACTO AMOROSO

Al aumentar el control sobre el músculo PC añadiremos el componente de tensión/relajación al hacer el amor. Podemos tumbarnos inmóviles en unión con la pareja y hacer el amor contrayendo y relajando el músculo PC sin que ninguno de los dos emplee ningún otro músculo. El hecho de hacer el amor «interiormente», sin basarse sólo en el empuje de la pareja, conlleva nuevas cotas de placer para ambos. Asimismo, experimentaremos el orgasmo con más facilidad apretando y relajando el músculo PC, tanto en los momentos de placer individual como al hacer el amor con la pareja.

Otra forma agradable de realizar el control del músculo Pc consiste en relajar el músculo durante el empuje del pene y apretarlo cuando se retira. Finalmente, adquiriremos el suficiente control muscular para que la vagina sujete con fuerza todo el pene o unas partes de éste.

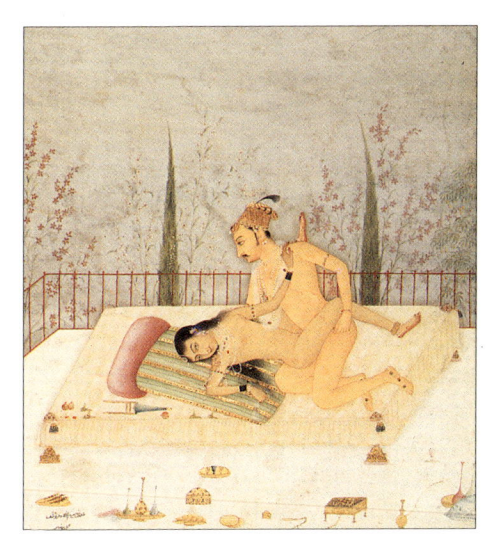

UTILIZACIÓN DEL MÚSCULO PC
El **Kama** Sutra *se refiere indirectamente a la utilización del músculo PC en la descripción de la «postura de la yegua». De hecho no se trata de una postura para hacer el amor, sino de una técnica en que la mujer estrecha el pene del hombre con la vagina. Se puede realizar en cualquier postura, incluso en la que aparece en la ilustración.*

ORGASMO

El orgasmo constituye una experiencia muy diferente para el hombre y para la mujer, y ninguno de los dos puede saber realmente lo que siente el otro al hacer el amor. Para el hombre, la parte más placentera del acto sexual suele ser la intensa excitación de la eyaculación; por lo tanto, su objetivo sexual es alcanzar esa cota, a la que se puede llegar con gran rapidez. La mujer, sin embargo, por lo general necesita más tiempo y estimulación para intensificar la energía sexual. En la tradición taoísta el hombre es fuego, la mujer es agua: la energía sexual de él se calienta rápidamente y explota, la de ella es como un cazo de agua fría que tarda un rato en hervir y otro rato en volver a enfriarse.

Del mismo modo que tarda más en excitarse sexualmente, la mujer experimenta el orgasmo de diversas formas, que van desde lo más sutil al máximo arrebato. La experiencia varía según la mujer, y en cada mujer concreta según su estado emocional, mental y físico además de una serie de sutiles factores subyacentes. Por lo tanto, mi consejo para la mujer es que se olvide del orgasmo como meta del acto amoroso y se dedique a disfrutar cada momento, centrándose en las sensaciones físicas.

SATISFACCIÓN MUTUA

La satisfacción femenina revestía gran importancia para los antiguos seguidores del tantra y el tao. Se consideraba a la mujer como un canal abierto a las fuerzas que infunden vida y al hombre se le enseñaba a excitar a la mujer a la vez que controlaba la eyaculación, y también a mantener una cota extática de placer que resultaba a la vez revitalizadora y estimulante.

Los pensadores tántricos y taoístas creen que la energía se pone de manifiesto a través del cuerpo cuando hay un aumento de la excitación sexual. Para el tantra, la energía sexual asciende a través de los cuatro chakras principales del cuerpo (plexo solar, corazón, garganta y frente), activándose uno a uno.

Los taoístas consideran el aumento de la energía como una extensión hacia los órganos vitales del cuerpo. En el libro del doctor Stephen Chang *The Tao of Sexology* el orgasmo femenino se ha dividido en nueve niveles, siendo la respuesta de la mujer a cada nivel un indicador de cómo se desplaza la energía sexual a través de su cuerpo e infundiendo energía a las diferentes partes de éste.

Lo que experimentan la mayoría de mujeres como un orgasmo es tan sólo, en este sentido, el nivel cuatro. Ahora bien, la recompensa para el hombre al ser capaz de retener el semen (véase pág. 46) y así llevar a su amante a través de los nueve estadios del orgasmo es inmensa. La satisfacción del hombre se multiplica, y su placer se intensifica, con la retención y la percepción de las sensaciones de tensión y relajación. Entonces puede llegar de forma gradual a un punto álgido, al haber complacido amorosamente a su pareja.

Los dos componentes de la pareja deben practicar la estimulación y la retención, intercambiando los papeles para conseguir la liberación de la máxima cantidad de energía sexual. El hombre tiene que ser capaz de retener el semen y la mujer debe rendirse totalmente ante las oleadas de energía y el ansia por alcanzar el clímax.

ORGASMO VAGINAL Y DEL CLÍTORIS

Los orgasmos femeninos se han dividido en dos tipos: el vaginal y el del clítoris. El orgasmo del clítoris se produce como consecuencia de la estimulación del clítoris y se localiza en la región genital. El orgasmo vaginal se da como resultado de la estimulación de la vagina y del punto G y se percibe en lo más profundo del cuerpo, como una serie de oleadas.

Sin embargo, puesto que todas las personas somos distintas, todas podemos experimentar el orgasmo en multitud de formas, y no existen unas normas rígidas e inamovibles. Hay que conocer la propia anatomía sexual, liberarse de las sensaciones antinaturales de culpabilidad y vergüenza y abrirse a la sexualidad para experimentar el máximo placer.

EYACULACIÓN FEMENINA

La eyaculación no se limita únicamente al hombre; ¡algunas mujeres también la pueden experimentar cuando se encuentran muy excitadas! Durante la excitación sexual, la pared de la vagina produce un fluido inicial lubricante que se denomina «primera agua»; la «segunda agua» se emite durante el orgasmo.

La «tercera agua» es un fluido eyaculatorio probablemente emitido por las glándulas que se hallan en la esponja uretral (véase pág. 29). La mayor parte de mujeres nunca experimentan esta emisión, pues les produce la sensación de orinar y, por tanto, retroceden. Con la eyaculación se producen distintas cantidades de fluido claro, casi acuoso.

LOS NUEVE NIVELES DEL ORGASMO FEMENINO

Según El tao de la sexología, *los nueve niveles del orgasmo femenino son:*

NIVEL	ÓRGANOS CON ENERGÍA	RESPUESTA FEMENINA
Uno	Pulmones	Suspiros, respiración fuerte y salivación
Dos	Corazón	Extiende la lengua mientras besa al hombre
Tres	Bazo, páncreas y estómago	Se activan los músculos y agarra y abraza firmemente al hombre
Cuatro	Riñones y vejiga	Se inician los espasmos vaginales y el flujo empieza a fluir
Cinco	Huesos	Se aflojan las articulaciones y muerde al hombre
Seis	Hígado y nervios	Se bambolea y gira, rodeando a la pareja con los brazos y las piernas
Siete	Sangre	Le «hierve» la sangre e intenta tocarle a él por todas partes
Ocho	Músculos	Se relajan los músculos, le muerde y retuerce los pezones a él
Nueve	Todo el cuerpo	Se entrega totalmente al hombre y se abre

Menstruación

El ciclo mensual constituye una experiencia diferente para cada mujer, teniendo en cuenta la influencia de sus creencias culturales y religiosas así como la infinidad de síntomas que preceden, acompañan y siguen a la menstruación.

Para los taoístas, la conservación de la energía tenía una importancia básica, y veían la menstruación como una pérdida de valiosa energía. Como solución aportaron lo que se conoce como el Ejercicio del Ciervo para la mujer, del cual se dice que anula la pérdida de energía al reducir al mínimo o interrumpir la menstruación. Consta de una serie de movimientos de automasaje en los senos y la vagina, y se efectúan contracciones del esfínter anal y del músculo PC (véase pág. 32). Además de contribuir a controlar la menstruación, se considera que el ejercicio estimula la energía sexual y mantiene a la mujer radiante de juventud. Encontramos una descripción del Ejercicio del Ciervo en el libro *The Tao of Sexology* de Stephen Chang, y para una información más detallada recomendamos *Cultivating Female Sexual Energy*, de Mantak y Maneewan Chia.

EL CICLO MENSUAL. La duración del ciclo menstrual varía según la mujer, pero normalmente es de 28 días. La menstruación en sí consiste en la expulsión del revestimiento del útero, lo cual ocurre cada mes excepto en caso de embarazo. Las hormonas que se liberan en diferentes estadios del ciclo pueden tener un importante efecto en el estado de ánimo de la mujer.

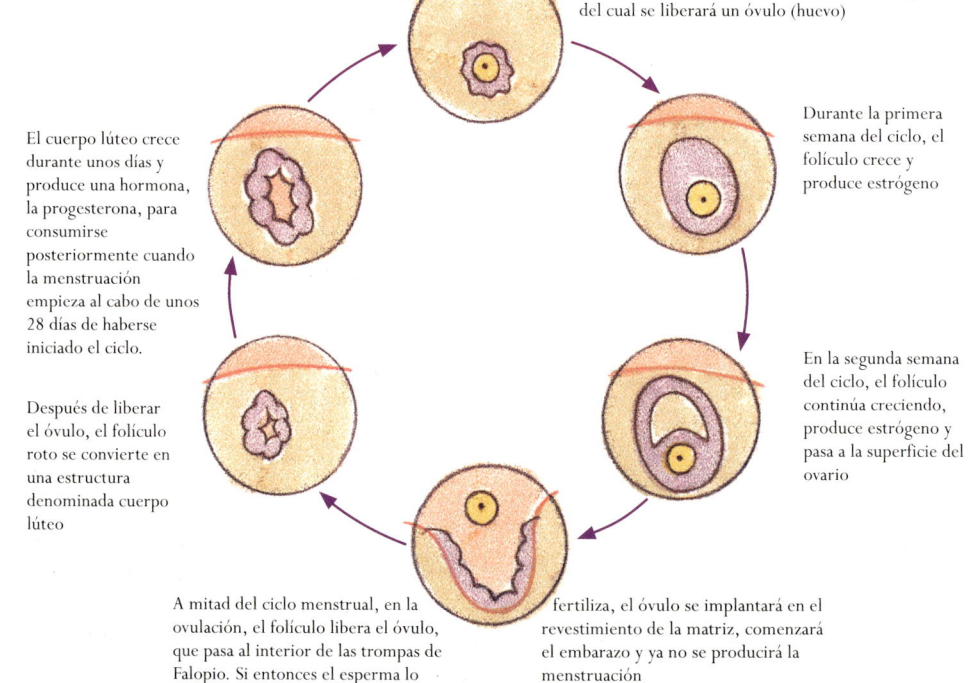

El ciclo menstrual empieza con la maduración de un folículo ovárico, en uno de los dos ovarios, a partir del cual se liberará un óvulo (huevo)

Durante la primera semana del ciclo, el folículo crece y produce estrógeno

En la segunda semana del ciclo, el folículo continúa creciendo, produce estrógeno y pasa a la superficie del ovario

A mitad del ciclo menstrual, en la ovulación, el folículo libera el óvulo, que pasa al interior de las trompas de Falopio. Si entonces el esperma lo fertiliza, el óvulo se implantará en el revestimiento de la matriz, comenzará el embarazo y ya no se producirá la menstruación

Después de liberar el óvulo, el folículo roto se convierte en una estructura denominada cuerpo lúteo

El cuerpo lúteo crece durante unos días y produce una hormona, la progesterona, para consumirse posteriormente cuando la menstruación empieza al cabo de unos 28 días de haberse iniciado el ciclo.

Actitudes ante la menstruación

El poder del flujo menstrual ha sido causa de grandes temores. En las antiguas culturas de todo el mundo (y actualmente en algunas tribus de Asia y Africa), era costumbre que las mujeres abandonaran sus actividades normales durante la menstruación. Se tomaban medidas especiales para que no tuvieran que cocinar para los demás, participar en los actos religiosos o bañarse en lugares comunitarios. Ello se debía a que se consideraba que la mujer durante la menstruación estaba más abierta y era más receptiva a las fuerzas físicas.

En Occidente, hemos cultivado la discreción en cuanto al período y limitado o anulado todo contacto físico con «lo» que produce nuestro cuerpo una vez al mes. A menos que se experimente un gran malestar o dolor, tendemos a desentendernos del ciclo y seguir con las actividades cotidianas. Muchas mujeres reaccionan negando, o incluso odiando, la menstruación. La experiencia cambiará en gran medida si se acepta como un período de energía y receptividad, de purificación y renovación, al que debemos apreciar en su justa medida.

Y, naturalmente, el hombre tiene que ser consciente de su naturaleza especial y tratar a la pareja de una forma más protectora, facilitándole la variación de sus actividades diarias y ofreciéndole la oportunidad de retirarse si lo desea.

Rituales menstruales

Los yoguis tántricos ven la menstruación femenina como la encarnación de la Madre Kali, la diosa e iniciadora de la trascendencia: durante la menstruación, la mujer se convierte en puerta a otros mundos. Asimismo existen textos tántricos que afirman que hacer el amor con una mujer en el período menstrual posee un poder rejuvenecedor.

Para la mujer, el coito durante la menstruación puede reducir en gran medida los calambres y el malestar, y las mejores posturas en este caso son aquellas en que ésta se coloca encima del hombre. Con ello adopta el papel activo y así la energía y la sangre fluyen en sentido descendente. Resulta esencial adoptar posturas que favorezcan el descenso del flujo y, por lo tanto, se desaconsejan las posturas supinas durante la menstruación, ya que el flujo queda retenido, puede ascender y resultaría doloroso para la mujer.

Se puede practicar un eficaz ritual, de forma individual o con la pareja, que consiste en introducir un dedo en la vagina y dibujar un punto en la frente con el flujo menstrual. Después, destinar un rato a la meditación o bien sentarse tranquilamente sin nada que nos estorbe; puede realizarse el ritual por la noche antes de acostarnos. Mi amante y yo compartimos este ritual y, para nosotros, sus efectos son muy positivos. Compartir la fuerza de esta experiencia con alguien dispuesto a ver a la mujer con reverencia y respeto, comprensión y devoción, constituye un acto purificador y revitalizador, si bien no hay que abusar de él.

La pareja masculina

Como en el apartado de La pareja femenina (véase pág. 28), recomendamos que tanto el hombre como la mujer lean la información que sigue, para adquirir una nueva percepción de la sexualidad masculina y aprender a intensificarla.

Uno de los mayores placeres que puede experimentar el hombre al hacer el amor es la entrega de su pareja y que ella se abra como el loto al florecer. Entonces su esencia o energía femenina yin (véase pág. 15), en su forma más vigorosa, se equilibra con la energía masculina yang, y el acto sexual pasa a ser una experiencia de satisfacción mutua, que abre la puerta a una mayor conciencia, salud y vitalidad.

Ahora bien, si la pareja deja siempre insatisfecha a la mujer, como consecuencia se produce un desequilibrio de energías que afecta a los dos, física y emocionalmente. Para asegurar la satisfacción sexual de la mujer, el hombre tiene que realizar unas caricias preliminares (véase pág. 108) y tener la capacidad de controlar o retrasar la eyaculación mediante las técnicas de retención de semen (véase pág. 46). Para ello se precisa comprender bien la anatomía sexual y su funcionamiento.

LOS GENITALES MASCULINOS
El esperma se produce en los testículos y se almacena en el epidídimo adyacente. A partir de ahí, inicia su recorrido a través del conducto deferente hacia las vesículas seminales, donde se produce y almacena el flujo seminal hasta la eyaculación. Las vesículas seminales están conectadas a la glándula prostática, que envuelve la uretra por encima del ano y por delante de la vejiga. El principal componente del semen es el fluido prostático segregado por la glándula prostática.

Anatomía sexual masculina

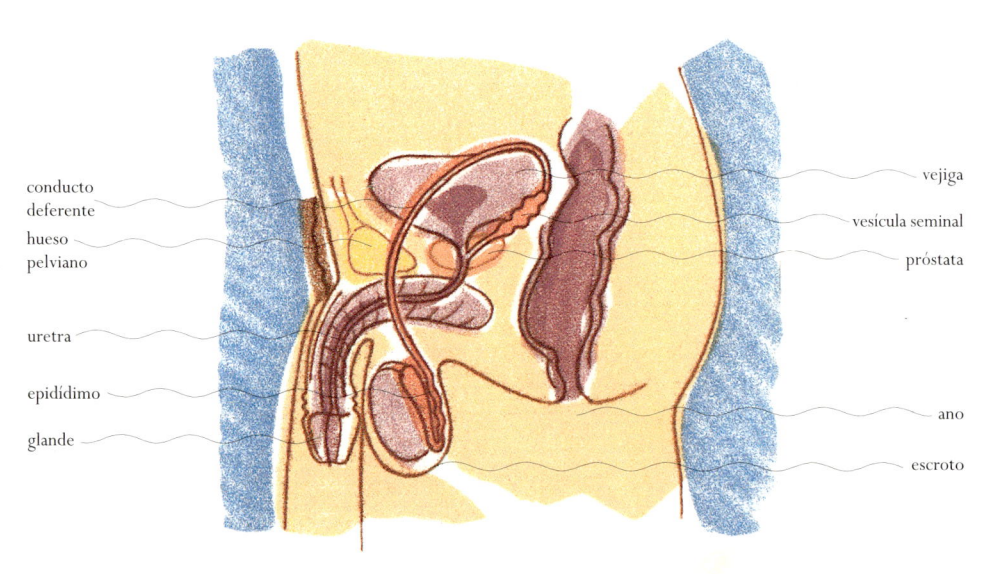

- conducto deferente
- hueso pelviano
- uretra
- epidídimo
- glande
- vejiga
- vesícula seminal
- próstata
- ano
- escroto

38 EL CUERPO

La glándula prostática

La próstata es una glándula con forma de nuez que envuelve la uretra por debajo de la vejiga. Aumenta su tamaño con la excitación sexual y segrega un flujo que es un componente básico del semen. Durante la eyaculación, la glándula se contrae rítmicamente para facilitar la expulsión del semen a lo largo de la uretra. Las sensaciones más agradables que acompañan a la eyaculación las produce en parte la contracción y la relajación de la glándula prostática.

Como el punto G femenino (véase pág. 29), la glándula prostática masculina es muy sensible a la estimulación, y produce un gran placer a la mayor parte de hombres, sobre todo cuando se hallan cerca del orgasmo.

Utilizaremos un dedo para localizar la próstata y acostumbrarnos a su tamaño, forma, sensación, y descubriremos cómo aumenta de tamaño con la excitación. Resulta muy adecuado un suave masaje, especialmente si se practica la retención de semen (véase pág. 46), y ello producirá un gran placer, sobre todo si es la pareja quien lo lleva a cabo. Hay que ejercer una ligera presión, lavarse las manos antes y después, y tener en cuenta que las uñas tienen que estar bien recortadas.

LOCALIZACIÓN DE LA PRÓSTATA
Se puede notar la próstata a través de la pared anterior del ano introduciendo suavemente un dedo y ejerciendo presión hacia arriba y en dirección al ombligo. A veces también puede estimularse la próstata desde el exterior ejerciendo presión en el perineo, la piel que se halla entre el escroto y el ano. El control regular y el masaje de la próstata pondrá de manifiesto cualquier tipo de cambio que pueda afectar el estado de salud.

Conocer nuestro propio cuerpo

Las partes principales de los genitales del hombre son: el pene, los testículos (testes) y la glándula prostática (véase arriba). El pene se compone de los tejidos de textura esponjosa que rodean la uretra, un fino conducto que lo recorre por su interior y que expulsa el semen y la orina. Los testículos se hallan dentro de una bolsa de piel denominada escroto. Cada uno de ellos está unido a un cordón espermático que le suministra sangre y conexiones nerviosas, y posee un canal (el conducto deferente) por el que circula el semen una vez producido en el testículo.

Cuando el hombre se encuentra excitado sexualmente, los tejidos de textura esponjosa del pene quedan saturados de riego sanguíneo, se hinchan, se ponen rígidos y se produce la erección. Al llegar a la eyaculación (véase pág. 44), los testículos ascienden hacia el cuerpo, la pared del escroto se hace más compacta y se tensa y la presión sanguínea, el ritmo cardíaco, la respiración y la temperatura cutánea aumentan.

La próstata y las vesículas seminales se contraen, el conducto deferente bombea semen hacia la base de la uretra. Cuando se produce la eyaculación, el semen se expulsa a través de la uretra por la punta del pene en una serie de contracciones por parte de la uretra, así como de los músculos de la base y el cuerpo del pene.

LA PAREJA MASCULINA 39

ZONAS ERÓGENAS MASCULINAS

Las zonas erógenas son las partes del cuerpo especialmente sensibles a la estimulación. A pesar de que varían según la persona, las principales zonas erógenas del hombre suelen ser: el pene, el ombligo, el pecho, los pezones, los muslos, las manos, los pies, la lengua, las orejas y el cuello; son menos claras las axilas, los párpados, el escroto y la próstata. Sin embargo, la zona erógena más notable –en el hombre y en la mujer– es la mente. Estimulemos la imaginación y el cuerpo responderá a través de los órganos sensitivos.

PAUTAS DE EXCITACIÓN

La energía sexual masculina difiere bastante de la femenina. La inmensa mayoría de las mujeres tarda más en excitarse que el hombre. El calentamiento en el hombre aumenta con rapidez y explota, mientras que la mujer tarda un rato en llegar a la ebullición, aunque cuando el hombre sabe controlar su excitación y ayuda a su pareja a alcanzar el punto culminante, la recompensa para ambos es extraordinaria. Vale la pena dedicar tiempo al aprendizaje de las propias reacciones ante la caricia y del control de éstas cuando se ofrece estimulación a la pareja, pues se puede hacer coincidir el nivel de excitación del hombre con el de la mujer. Con ello también se fomentará el control de la eyaculación y así resultará más fácil la retención de semen (véase pág. 46), que ha de beneficiar a ambos.

NUEVAS EXPERIENCIAS

Hay que dirigir los sentidos hacia el interior y experimentar el cuerpo desde dentro mientras nos estimulamos desde el exterior de diferentes maneras. Demos un respiro a la mente masculina y lógica y hagamos que intervenga la vertiente femenina, intuitiva e imaginativa. No sólo conseguiremos disfrutar de la estimulación, sino que adquiriremos más conciencia de las inhibiciones que nos provoca el cuerpo. Si sufrimos algún tipo de inhibición, la detectaremos y la comprenderemos para adaptarnos a ella y, con un pequeño esfuerzo, deberíamos ser capaces de superarla. Conocernos de este modo nos ayudará a experimentar el acto sexual con la mente y todo el cuerpo, en vez de hacerlo sólo con los genitales.

PARTE ANTERIOR Y COSTADOS
Las principales zonas erógenas de la parte anterior y los costados del hombre son el cuello, las orejas, la garganta, las axilas, el pecho y los pezones, la zona entre el ombligo y los genitales, los propios genitales, el perineo y la parte interior de los muslos. También se puede excitar al hombre acariciando o besándole las manos y los pies.

PLACER INDIVIDUAL

A la mayoría nos han enseñado, desde una edad temprana, que el placer individual es algo de lo que hay que avergonzarse. Y así se convierte en algo que practicamos en secreto y que finalizamos lo más rápidamente posible para reducir el riesgo de ser descubiertos. Para muchos hombres, el placer individual es una forma de liberación rápida, que normalmente se limita a la estimulación del pene.

Esa limitación innecesaria del placer individual puede conllevar un gran número de efectos negativos. Puede producir un sentimiento de culpabilidad en relación con la sexualidad e impedir el disfrute del placer individual sin prisas. Además, con ello aprendemos muy poco sobre nuestras respuestas a las diferentes formas de tocar y de estimular, y ese conocimiento es algo que ambos debemos aplicar en el acto sexual para que resulte satisfactorio.

Seguidamente, presentamos un ejercicio que aconsejamos realizar si todavía no se ha experimentado. Tomar un baño con todo lujo de detalles, tranquilo, como si nos preparáramos para hacer el amor. Nos convertimos luego en el amante ideal, con la ayuda del pensamiento, la imaginación y las sensaciones físicas de tocarnos y acariciarnos. No dejaremos ningún rincón sin explorar –no hay que limitar la caricia a los genitales– y nos proporcionaremos el máximo placer posible.

Observar cómo responden a la caricia las distintas partes del cuerpo y qué sensación nos producen. Intentar estimularse hasta un nivel de excitación sexual cada vez más elevado sin caer en la tentación de eyacular deprisa: llegar lentamente al punto de ebullición.

En este ejercicio hay que evitar la estimulación externa, como revistas o vídeos; simplemente hay que embarcarse en un viaje de autodescubrimiento, sin temor, culpabilidad o vergüenza, haciendo el amor con uno mismo y estableciendo contacto con nuestras propias respuestas emocionales y físicas. El placer individual constituye un importante aspecto físico de la autoexploración, que consiste también en adentrarse en uno mismo y descubrir la verdadera naturaleza interior a través de la meditación y la contemplación, detectando y liberando cualquier bloqueo de modo que la energía pueda fluir a través del cuerpo físico y sutil.

PARTE POSTERIOR
Las zonas erógenas de la parte posterior del hombre son la nuca, la columna vertebral, las nalgas y la hendidura entre éstas, la parte posterior de los muslos y los huecos posteriores de las rodillas.

LA PAREJA MASCULINA

Tamaño y forma del pene

Puesto que los genitales masculinos y femeninos son tan distintos en su forma, tamaño y aspecto como las mismas personas, no existe un tamaño «perfecto» general para el pene. La perspectiva taoísta considera que el pene ideal es aquel que se ajusta perfectamente a la vagina. Algunas mujeres tienen la vagina alargada, en la que encajará bien un pene largo, y otras la tienen pequeña, y se adaptará mejor a un pene corto. La vagina se puede dilatar para alojar un pene ancho, pero hay que ir con cuidado con la penetración y tener en cuenta que penetrar antes de que la mujer esté a punto le puede provocar dolor. Cuando la mujer está lista para recibir al hombre, la vulva se abre como una flor, y el hombre deberá excitarla para que las secreciones vaginales actúen como un lubricante natural.

Creencias tradicionales

En los manuales hindúes clásicos –el *Kama Sutra* y el *Ananga Ranga*– se clasifica al hombre y a la mujer por el tamaño, la forma y las secreciones de los genitales. Se dice que estas características van acompañadas de una gran variedad de atributos físicos distintivos, como el tono de voz, la forma de las caderas o la cintura y el movimiento del cuerpo.

En la sexología taoísta, la forma y el tamaño de los labios se consideran un claro indicador de la forma y el tamaño de la vagina. Igualmente, se dice que el grosor de los labios del hombre refleja el grosor del pene, mientras que la forma del dedo pulgar indica su forma y proporción.

Así como la mujer debe superar todo tipo de inseguridades acerca de su aspecto físico, el hombre también debe hacerlo, especialmente en relación con el tamaño del pene. Personalmente considero que si los hombres dejan a un lado o superan las obsesiones acerca del tamaño del pene, ¡las mujeres dejarán de bromear sobre ello!

Ejercicios para el pene

En general, el hombre tiene que enfrentarse al hecho de que, a menos que recurra a la cirugía, que resulta cara, debe aceptar el tamaño y la forma de su pene y adquirir conciencia de que, a su manera, es perfecto. Si bien el tamaño y la forma del pene quedan determinados en el nacimiento, en algunas ocasiones se pueden conseguir pequeñas mejoras realizando unos simples ejercicios.

Si el pene tiene forma de «lápiz», con un cuerpo ancho pero un glande (cabeza) pequeño y en punta, se puede estimular el crecimiento del glande. Para ello, hay que apretar el pene en toda su longitud como si lo ordeñáramos, haciendo que la sangre fluya hacia el glande. Se requiere práctica, pero al cabo de un tiempo se notará que la cabeza se hace más grande y toma una forma parecida a la de una seta. Se considera que esta forma proporciona más placer a la mujer, ya que una cabeza más ancha efectúa un masaje completo, estimulando las paredes vaginales y el punto G.

Para fortalecer la erección y el control de los músculos genitales, probar el «levantamiento de pesas» con el pene. Colgar una toallita del pene erecto, contraer los músculos y comprobar hasta dónde podemos levantarlo. Al ir ganando fuerza, aumentar el peso de la toallita, cambiándola por una más grande, incluso una toalla de baño..., ¡una toalla mojada!

Otro ejercicio consiste en apretar el cuerpo del pene hasta que se ponga duro como una piedra. La repetición de esta práctica estimula la circulación sanguínea en los tejidos del pene (véase pág. 39) y nos permite conseguir erecciones cada vez más firmes.

Se puede mejorar la forma física de los genitales ejercitando el músculo pubococcígeo (PC) (véase más adelante) y tonificando los demás músculos de la región pelviana. Para ello, tensar los músculos de los muslos, nalgas y abdomen, mantenerlos tirantes el máximo tiempo posible y después relajarlos. Repetir esta práctica tan a menudo como podamos; finalmente podremos realizar los ejercicios durante unos cinco minutos cada vez.

Ejercicios para el músculo PC

Cuando aprendamos a controlar el músculo pubococcígeo (PC), seremos capaces de separar la respuesta orgásmica de la eyaculación. Con ello podremos conservar la preciosa esencia yang mientras experimentamos los placeres del orgasmo, descubriendo la pareja en conjunto nuevos niveles de éxtasis sexual.

El PC, como cualquier otro músculo, se puede tonificar, fortalecer y desarrollar mediante el ejercicio regular. Los ejercicios son sencillos –se pueden realizar en cualquier momento y en cualquier lugar– y se basan en centrase en dicho músculo y realizar con él contracciones en una acción de bombeo. Empezar con una serie de 20 contracciones una vez al día, buscar el ritmo adecuado e ir aumentando gradualmente hasta llegar a 75 contracciones dos veces al día. Al dominar y controlar cada vez más el ejercicio del PC, añadiremos el control respiratorio. Inspirar, contraer el PC, mantener la tensión mientras se contiene la respiración y relajar completamente el músculo en la espiración.

Dominar el control del músculo PC ayuda en la práctica de la retención de semen (véase pág. 46). Al poco tiempo de llevar a cabo los ejercicios de forma regular, notaremos que, al contraer el PC en el umbral del orgasmo, podemos retrasar la eyaculación. Con un poco de práctica y un pequeño esfuerzo, se puede llegar a alcanzar el orgasmo sin eyaculación.

La contracción del músculo PC efectúa un masaje estimulante en la glándula prostática. Ello evita la paralización y congestión de la próstata, y resulta esencial para poner en práctica la retención de semen.

Localización del músculo PC
El músculo PC atraviesa el perineo, que en el hombre va de la base de los testículos hasta el ano. Es el músculo que se utiliza para interrumpir el flujo de orina: al contraer el músculo, el flujo se detiene, al relajarlo, la orina fluye de nuevo.

LA PAREJA MASCULINA

Orgasmo masculino

Para el hombre, el orgasmo constituye el tercer o cuarto estadio de su ciclo de respuesta sexual. Va precedido del deseo y la excitación (véase pág. 39) y seguido de un período de duración variable denominado fase refractaria. Durante esta fase, los cambios físicos que se han producido durante la excitación y el orgasmo desaparecen lentamente y el cuerpo vuelve a su estado normal. Algunos hombres logran otra erección en la fase refractaria, pero normalmente no consiguen otra eyaculación.

Orgasmo y eyaculación

Si bien convencionalmente se considera que el orgasmo y la eyaculación son lo mismo, los seguidores del tantra y los taoístas los consideran por separado y creen que el hombre, como la mayor parte de las de mujeres, puede experimentar el orgasmo sin eyaculación.

Para el hombre, las sensaciones del punto álgido de la eyaculación –que se suelen asociar al orgasmo– duran tan sólo unos segundos. Se trata de sensaciones básicamente genitales y normalmente van seguidas de un agotamiento mental y físico mientras el cuerpo inicia el proceso de reposición de fluidos.

Cuando se produce la eyaculación (véase pág. 39), se bloquea el músculo que impide la salida a partir de la vejiga. Ello evita que el semen entre en la vejiga y permite que descienda en su bombeo por la uretra y lo expulse la punta del pene. Se calcula que el hombre corriente eyacula unas 5.000 veces a lo largo de la vida, y cada eyaculación contiene hasta una cucharada de semen (5 ml). Esa cucharada de semen está compuesta por 500 millones de espermatozoides, además de una considerable mezcla de nutrientes, como proteínas y azúcares. Los taoístas creen asimismo que contiene energía vital y que, limitando el número de eyaculaciones, el hombre puede conservar la energía vital y disfrutar de una vida más feliz, con más energía y longevidad.

El acto sexual sin fin

La retención de semen con el fin de permitir el orgasmo sin eyaculación se ha practicado durante miles de años y constituye una parte muy importante de las tradiciones tántrica y taoísta. No hay nada que temer y, si se domina, reporta puntos positivos –a nivel físico, psicológico, espiritual y emocional– a los dos componentes de la pareja.

Los yoguis taoístas y tántricos investigaban métodos físicos y mentales de control y regulación de la eyaculación (véase pág. 46) con la finalidad de fomentar la energía sexual y generar estados de éxtasis sublime.

Para conseguir el control de la eyaculación es imprescindible que la mujer comprenda sus aspectos psicológicos. Gran parte de mi educación sexual, o mejor dicho de la falta de ésta, se centró en que el coito constituía la meta del orgasmo y que el orgasmo masculino equivalía a la eyaculación. Su semen constituía la prueba de que me amaba y la confirmación que yo era una buena amante. Si él no eyaculaba, yo sentía que había fallado y que no era una amante lo suficientemente excitante. Mi perspectiva actual –al haber experimentado los efectos con mi pareja, que retiene el semen voluntariamente– se centra en que el acto sexual no tiene fin. El objetivo ya no es excitarse lo más rápidamente posible y después perdernos en un arrebato de liberación explosiva, sino fomentar e intensificar la energía sexual y transmitirla a través de nuestros cuerpos. La liberación final mediante la eyaculación se convierte en una corriente de energía que se desplaza por el interior del cuerpo. Ello va acompañado de una sensación de experiencia orgásmica casi ilimitada, durante la cual se produce un intercambio de energías: él recibe mi esencia yin para equilibrar su energía yang, y yo recibo su energía yang. Cada una de nuestras células vibra en el éxtasis sexual.

Retención de semen

La retención de semen, o control de la eyaculación, no se limita a detener la eyaculación, aunque éste sea su aspecto más importante. Se trata de que el hombre transforme su ching o energía sexual (véase pág. 17) y que ésta circule por su cuerpo para que le sirva de alimento físico y espiritual. Cuando consiga notar el flujo de energía en el interior de su cuerpo, podrá transmitirla desde la región genital a lo largo de la columna y hacerla descender por la parte anterior del cuerpo para que circule entre él y la pareja durante el acto amoroso. Así se produce un circuito de energía en que se intercambian las fuerzas negativas y positivas, el yin y el yang, y las dos individualidades se convierten en un todo en perfecto equilibrio y armonía.

Con la retención de semen, el hombre, además de retener y reabsorber los fluidos sexuales en su sistema, mantiene e intensifica su identidad sexual. Al conseguirlo, experimentará sin duda una atracción mayor y más duradera por su pareja y se intensificará la intimidad entre los dos. Todo ello potenciará el placer, regenerará la salud física y contribuirá al crecimiento espiritual. Ahora bien, sólo conoceremos sus efectos probándolo.

La regulación de la eyaculación en cada hombre depende de la edad, estado de salud y estilo de vida. Como pauta, tomar la edad, multiplicarla por 2 y dividirla por 10. Por ejemplo, si tenemos 30 años, 30 multiplicado por 2 y dividido por 10 = 6. Éste es el mínimo número de días que deben pasar entre eyaculación y eyaculación si uno quiere conservar la fuerza vital sin poner límite a las relaciones sexuales.

No obstante, al ir adquiriendo una mayor sensibilidad respecto a la propia energía y a las necesidades personales, estableceremos nuestro propio ritmo. Con el control de la eyaculación y el estímulo del flujo de energía, comprobaremos que el cuerpo se fortalece y es más sensible a las sensaciones. Al conseguir que el acto sexual dure más, la mujer adquiere una mayor plenitud: satisfacer las necesidades sexuales de la mujer constituye un aspecto importante del Tao del amor.

Técnicas para la retención de semen

El hombre puede utilizar un gran número de prácticas y técnicas para aprender a controlar la eyaculación, retener el semen y fomentar la energía sexual. Así se puede prolongar el acto sexual retrasando la eyaculación, y cuando se lleguen a dominar estas técnicas, se alcanzarán orgasmos —vividos como largas series de espasmos lentos y placenteros junto con el flujo de energía— sin eyacular.

Estas técnicas básicas de retención de semen se pueden utilizar una a una o combinadas, dependiendo de las necesidades y la capacidad personal. En caso de problemas con la próstata, se recomienda consultar a un médico antes de intentar los ejercicios de retención de semen.

Respiración y empuje

Uno de los efectos fisiológicos relacionados con la eyaculación es un rápido aumento del ritmo cardíaco (véase pág. 39); si conseguimos mantener el ritmo cardíaco próximo al normal durante el coito, se podrá retrasar la prisa por eyacular.

Una buena manera de regular el ritmo cardíaco cuando se hace el amor consiste en realizar respiraciones profundas y rítmicas, que contribuirán a no dejarse llevar por la excitación. El control respiratorio (véase pág. 54) resulta aún más efectivo como técnica para la retención de semen cuando se combina con una frecuente utilización del *Mula bandha*, o «bloqueo de la raíz»: técnica respiratoria que implica contraer el esfínter anal (véase pág. 55).

El control respiratorio será más efectivo combinándolo con el control del empuje. Otro aspecto de la eyaculación masculina se centra en que la rapidez y profundidad del empuje aumenta al aproximarse la eyaculación. Cuando notemos que llegamos a la eyaculación, efectuaremos unos empujes lentos y poco profundos. Este tipo de empuje cuenta con la ventaja añadida de permitir un movimiento en el que la relativamente insensible capa superior del pene es la que recibe la fricción. Para ello hay que mantenerlo en contacto con el clítoris de la pareja, zona altamente sensible, y así se intensifica la estimulación de la mujer reduciendo la del hombre.

Si los empujes poco profundos no resultan adecuados para evitar la prisa de la eyaculación, probaremos una retirada total o parcial de la vagina hasta que nos enfriemos un poco. Seguiremos estimulándola manualmente hasta que nos sintamos listos para reanudar el coito.

Técnica de presión

Un método taoísta tradicional de control de la eyaculación consiste en la contracción simultánea del músculo PC (véase pág. 43) y el esfínter anal. Si no se consigue realizarlo, habrá que intentar ejercer presión con los dedos índice y medio de una mano en un punto del perineo a medio camino entre el ano y el escroto (averiguar dónde se encuentra ese punto antes de utilizar la técnica). Evitaremos así que el semen salga de la próstata y pase a la uretra para la eyaculación.

III

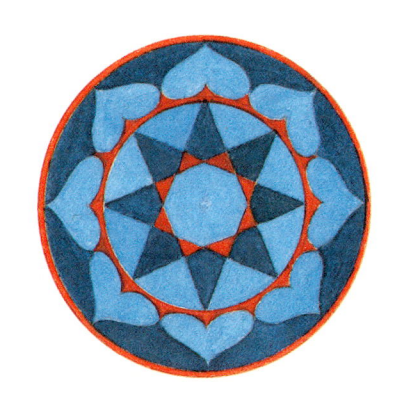

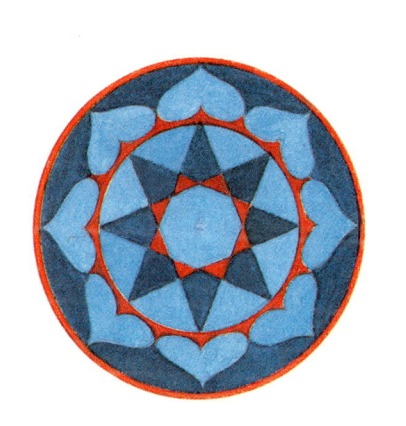

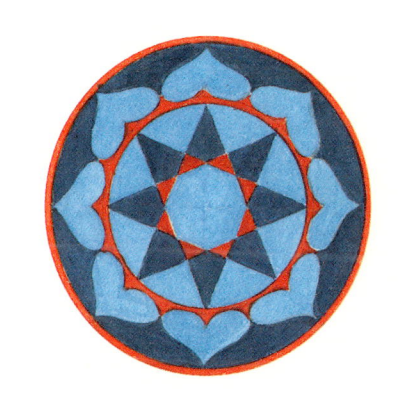

Yoga

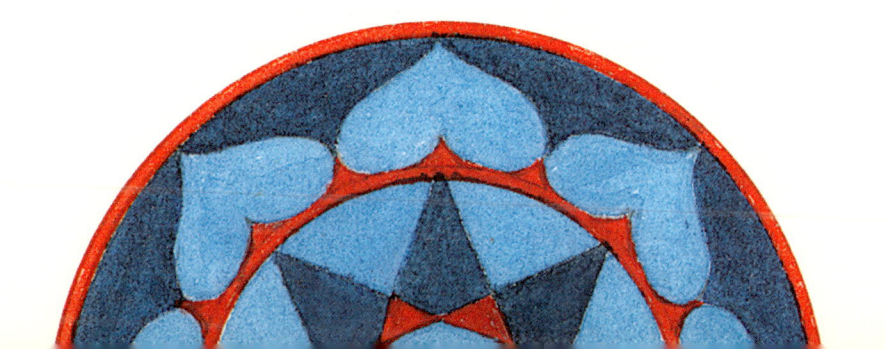

Yoga

«Yoga» es una palabra sánscrita que significa «unión» o «acoplamiento» en el sentido de unión del ser individual con la conciencia pura o Dios. El yoga hatha, el yoga del cuerpo físico, es una disciplina que consta de miles de asanas *(posturas) diferentes. Se inspiran en la naturaleza y están concebidas con la idea de mantener la mente y el cuerpo en un estado de perfecta salud en el que fluyen libremente las energías.*

La mayoría de las personas a quienes enseño yoga se sorprenden de lo que son capaces de conseguir en un período de tiempo relativamente corto; las diferencias que perciben en su cuerpo son inmediatas. Ello se debe, en general, a que casi todos llevamos una vida muy sedentaria, hacemos poco ejercicio y consideramos como algo implícito nuestro cuerpo y su funcionamiento interno. Mientras todo va bien, no nos planteamos la mejora, por lo tanto, al iniciar cualquier tipo de ejercicio regular, los efectos positivos enseguida se ponen de manifiesto.

En general, no sabemos dedicar un tiempo a considerar la mente y el cuerpo con el respeto debido. Pero independientemente de lo bajos que sean nuestros niveles de energía al final (o al principio) de un día laboral, podemos poner en práctica las técnicas del yoga, como el control de la respiración o algunos ejercicios sencillos, que nos ayudarán a mejorar nuestra salud y forma física.

Ejercicio

> *"Cuando la mente queda absorbida por ella misma, se denomina liberación."*
> SWAMI SVATMARAMA

Para que el cuerpo y la mente funcionen a la perfección y queden libres de estrés y tensión, hay que hacer ejercicio. Cualquier tipo de ejercicio físico consciente nos proporcionará un mayor conocimiento de nuestro cuerpo y de lo que éste requiere para ponerse plenamente a nuestra disposición. Con el ejercicio regular nos responsabilizamos de nosotros mismos, y lo bueno es que ¡nunca es demasiado tarde para empezar! El aprendizaje del yoga, además de reaprender a respirar, constituye un excelente comienzo.

LOS ASPECTOS POSITIVOS DEL YOGA

El yoga es un sistema que no sólo estira los músculos y trabaja la estructura ósea, sino que implica un masaje y tonificación de los órganos internos. Tiene como objetivo sintonizar los sentidos y el cuerpo como un todo para poder separar el pensamiento de la sensación. La acción de cerrar los ojos durante la práctica de algunos ejercicios de yoga nos ayuda a concentrarnos en la conciencia y en el flujo interior de energía, para «notar» el cuerpo desde el interior. Cuando se domina dicha técnica, se puede dirigir la energía de la respiración hacia cualquier parte del cuerpo y sentir el cambio inmediato que se produce en cuanto al bienestar físico y mental. Donde va la mente, fluye la energía.

La práctica del yoga

Algunas personas consideran, como me sucedió a mí, que un disciplina que se centra en la preparación del cuerpo y la mente para alcanzar nuevas cotas de éxtasis sexual resulta imposible de mantener, y como solución fácil buscamos razones para eludirla. No debemos planteárnoslo como disciplina, sino como un tiempo que nos dedicamos a nosotros mismos para mejorar la calidad de vida, ya que somos dignos de ello y lo merecemos. Cuando se logra esta mejora, como consecuencia natural todo mejora en nuestra vida.

En el caso de personas no iniciadas en el yoga, recomendamos encarecidamente asistir al menos a unas cuantas clases para asegurar que las posturas de yoga se adoptan en la forma correcta. Después ya podemos practicar en casa, con la ayuda de libros y vídeos, junto con o en lugar de las clases de yoga.

En primer lugar nos marcaremos el objetivo de realizar una postura durante tres minutos cada día: es la duración media de una pausa publicitaria de televisión. Notaremos de inmediato la diferencia, y tal vez nos estimule a dedicar más tiempo su práctica diaria.

Y aunque no se haga más que un ejercicio ocular al leer este capítulo, confío que al lector le proporcionará una mayor conciencia de su cuerpo, su postura corporal y su respiración. Observemos, por ejemplo, qué pauta de postura y respiración seguimos en este momento. Luego, estiraremos la columna, inspiraremos profundamente por la nariz, espiraremos y nos sentiremos mucho mejor. Estas simples prácticas físicas, muy básicas en el yoga, representan valiosas herramientas que pueden marcar de inmediato una diferencia positiva en nuestra sensación de bienestar.

Yoga y sexo

La posturas de yoga suponen una muy buena preparación para diversas posiciones relacionadas con el acto sexual, sobre todo para las de nivel superior (véase pág. 132). Cuando se hace el amor con una intención consciente de revitalización, o como parte integrante de un ritual o ceremonia, el cuerpo requiere resistencia y flexibilidad, y es preciso que la mente esté despejada y concentrada. Es imprescindible una total participación mental, emocional y física si con el acto sexual queremos adentrarnos en los dominios del éxtasis. Así, la utilización de los ejercicios de yoga y de respiración para mejorar el estado físico y mental, y para desarrollar la capacidad de concentrar la atención hacia el interior, constituye la preparación ideal para la práctica del amor tántrico y de las posturas revitalizadoras taoístas (véase pág. 140).

Alimentación y dieta

Se dice, y con acierto, que somos lo que comemos. Nuestro cuerpo contiene proteínas, minerales y otros nutrientes procedentes de la alimentación, que además proporcionan la energía para su funcionamiento. La calidad de los alimentos que ingerimos, por lo tanto, tiene un efecto directo en nuestro bienestar físico y mental y, según la tradición del yoga, en la calidad y cantidad de nuestra energía. De ello se sigue, naturalmente, que la energía sexual va estrechamente ligada a la dieta.

La mayoría vivimos en un mundo insalubre, en el que el agua se recicla, el aire que respiramos está contaminado y en la mayor parte de alimentos hallamos aditivos químicos y residuos de pesticidas, herbicidas y fertilizantes. Pero necesitamos agua y alimentos para sobrevivir, de manera que, a menos que vivamos en la cima de una montaña, bebiendo agua de manantial, comiendo productos cultivados de forma orgánica y cazando y pescando carne y pescado sin contaminar, tenemos que escoger con gran cuidado los alimentos si deseamos disfrutar y mantener un buen estado de salud.

Cambiar la dieta de acuerdo con los principios del yoga nos puede reportar una gran mejora en la calidad de vida, pero siempre debemos tener en cuenta la procedencia de los alimentos y cómo nos afectan a nivel físico, mental y emocional.

Energía y armonía

El medio ambiente y el estilo de vida nos afectan a nivel bioquímico y natural de distinta manera, de modo que no pueden fijarse unas normas inamovibles respecto a la dieta, puesto que cada persona tiene unas necesidades y objetivos. Nos puede resultar de ayuda, no obstante, ingerir alimentos y líquidos frescos, naturales y completos que nutran nuestro cuerpo y nuestra mente, así como tener conciencia de cómo y dónde se han producido. En este sentido, al comer para disfrutar de un buen estado de salud estamos invirtiendo la filosofía del gourmet de «vivir para comer y no comer para vivir», lo cual no significa que la dieta deba ser aburrida. La clave radica en un equilibrio dietético adecuado.

En la medicina oriental y en los textos de yoga, la alimentación y la dieta se consideran tan importantes como el ejercicio externo e interno. Del mismo modo que nosotros clasificamos los alimentos por sus diferentes sabores –dulce, agrio, amargo, salado–, los antiguos chinos los clasificaban en yin y yang. Y según los textos del yoga, el alimento, como cualquier otra materia, posee cualidades de vibración; éstas reflejan la calidad de la energía en que se transforma el alimento al ser ingerido. Se considera que hay tres cualidades o tipos de energía y, por consiguiente, de alimentos, y se denominan los tres *gunas*.

Los tres gunas

Los gunas —*sattva, rajas y tamas*— son las tres cualidades de la energía en el universo no manifiesto y, como el yin y el yang en la tradición taoísta, su existencia conjunta se da en equilibrio y armonía. Sattva representa la pureza, rajas la pasión, y tamas la inercia.

Cuando la energía se pone de manifiesto —toma forma—, uno de los tres gunas pasa a dominar a los demás. En cada persona domina uno de los gunas y su naturaleza queda claramente reflejada en sus pensamientos, acciones y sensaciones.

Tratemos de concienciarnos en cuanto a la cualidad de vibración de los alimentos y de los líquidos que tomamos. Así lograremos percibir sus efectos a nivel físico y emocional, y podremos precisar nuestras necesidades.

No olvidemos que la clave está en el equilibrio: no sólo un equilibrio adecuado de nutrientes, sino un equilibrio de los gunas y del yin y el yang en vibración armoniosa. Al alcanzar este equilibrio y armonía, el cuerpo físico y espiritual funcionará perfectamente.

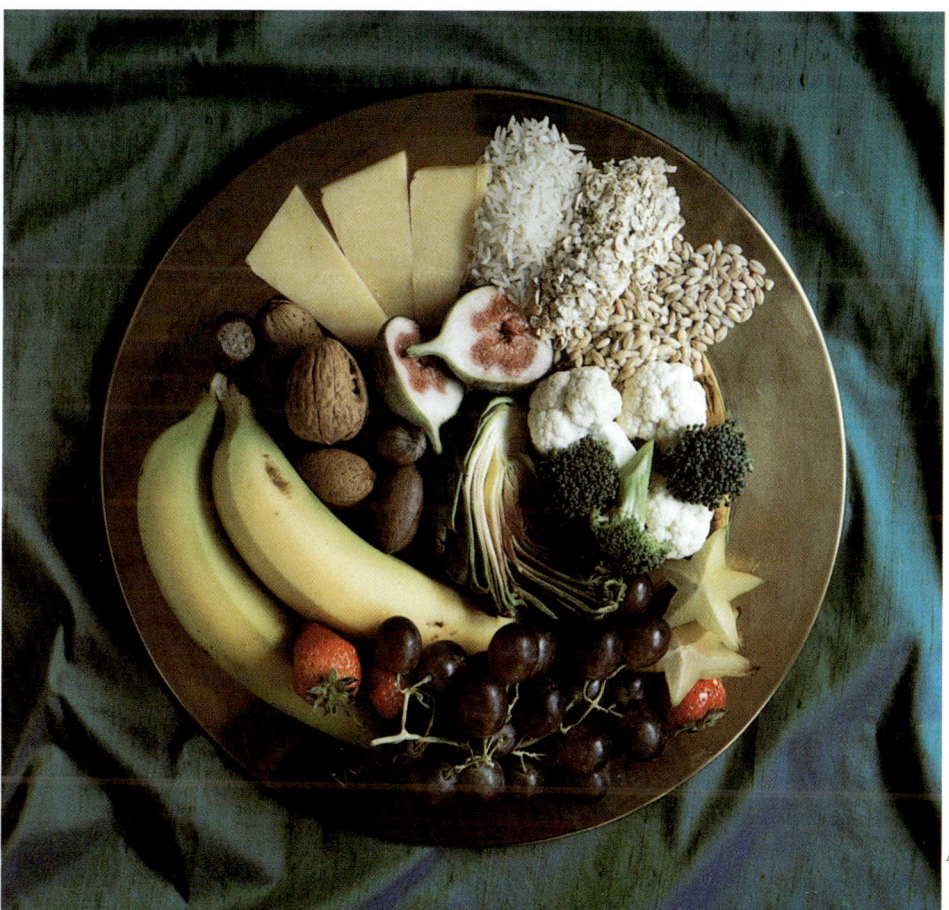

ALIMENTOS SÁTTVICOS
La dieta sáttvica incluye cereales, frutas y verduras frescas, leche, mantequilla, queso, nueces, semillas y miel. Se considera la dieta más pura para quien vive el yoga a conciencia.

ALIMENTACIÓN Y DIETA 51

Preparación de los alimentos

La cualidad energética de los alimentos es importante, si bien cuentan asimismo el espíritu con el que se prepara la comida y la energía con que se ingiere. (Un ejemplo perfecto para ilustrar esta cuestión es la maravillosa película *Como agua para chocolate*, en que las emociones de una muchacha que prepara la comida se transmiten a los alimentos, y todos los que la prueban experimentan lo que ella siente.)

Puesto que gran parte de nuestra alimentación se basa en platos preparados, listos para meter en el horno, en realidad tenemos muy poco contacto físico con lo que comemos. Con demasiada frecuencia, la acción de comer supone un placer instantáneo, un claro reflejo de un «estilo de vida rápido». La actitud de muchas personas parece ser: «Sí, pero no tenemos tiempo de percibir la textura y el color, saber de dónde procede o cómo se ha cultivado». Eso es un error: debe rendirse honor a la comida como «vida que proporciona vida a la vida», y al prepararla, imbuirla de energía creativa positiva. ¡Cantar mientras se cocina funciona de maravilla!

Alimentos rajásicos
Entre los alimentos rajásicos se encuentran las raíces, las comidas picantes y especiadas, el pescado, la sal y los estimulantes, tales como el té y el café.

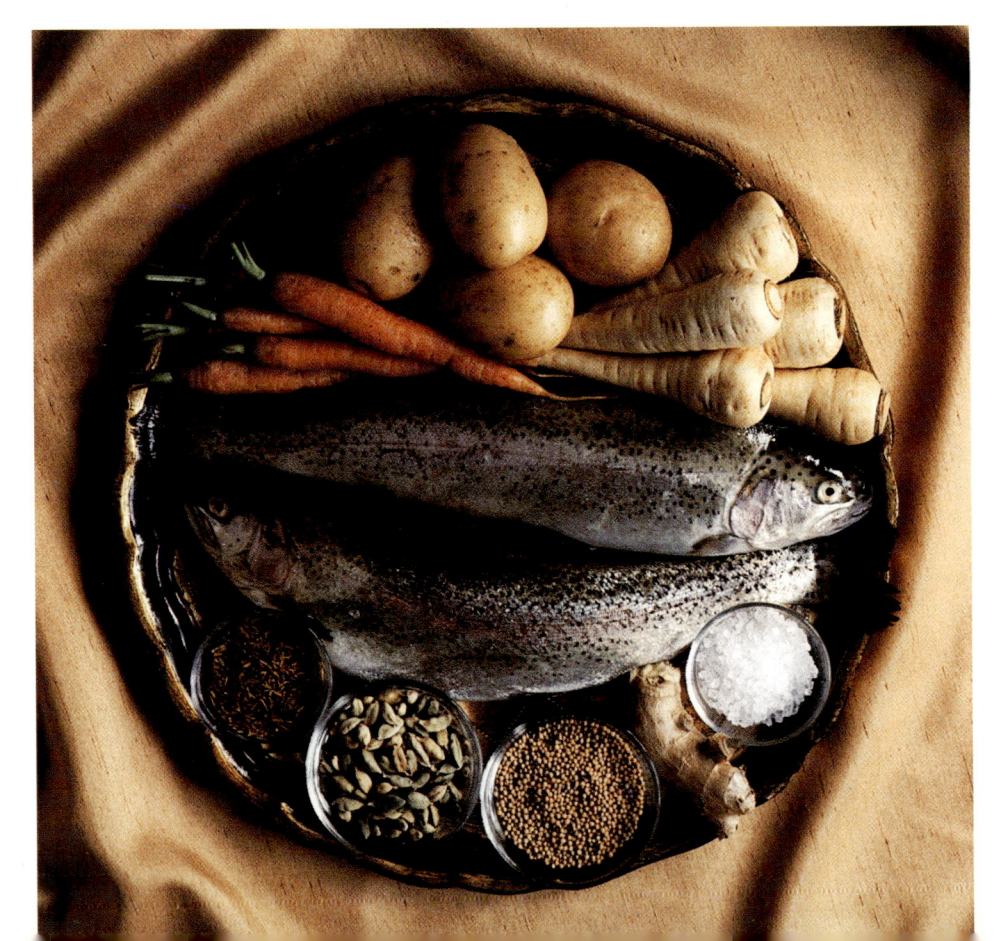

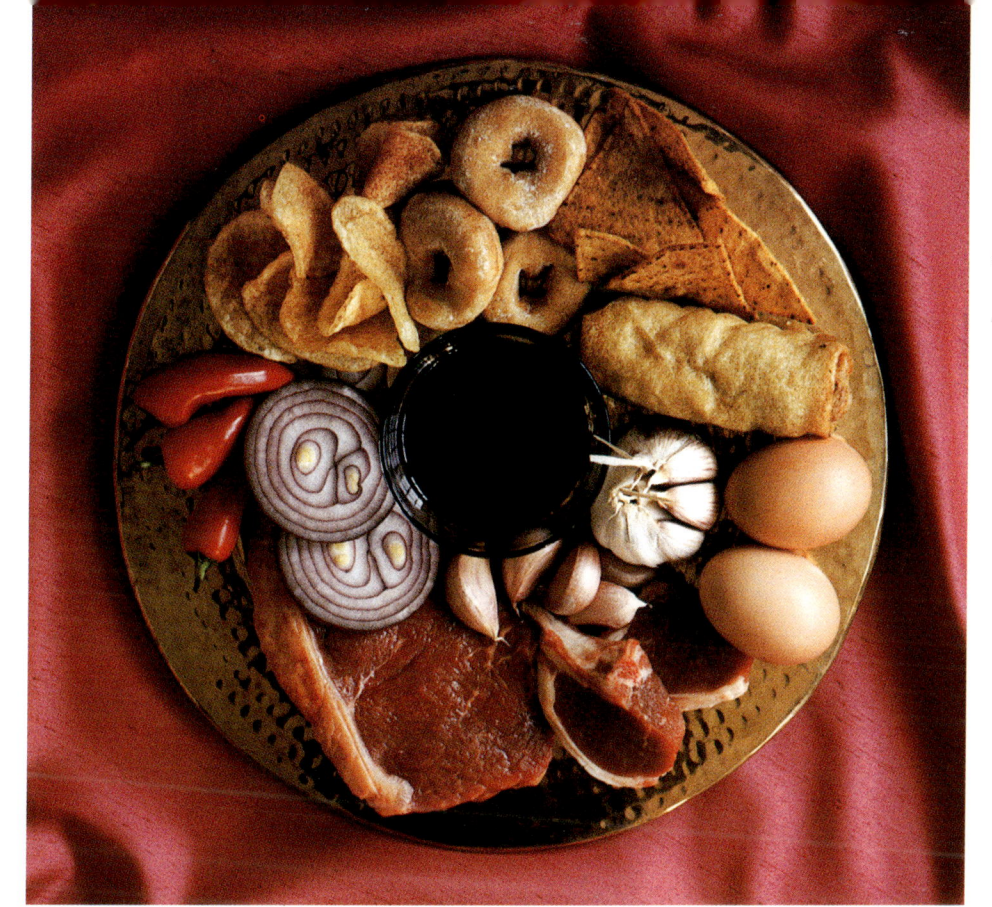

ALIMENTOS TAMÁSICOS
Se consideran alimentos tamásicos la carne, la cebolla, el ajo, el chile, los huevos, los alimentos fritos en aceite abundante y los fermentados, así como el alcohol y el tabaco.

La comida

Bendecir la mesa antes de comer es una práctica común en muchas tradiciones y culturas. Es una oportunidad de agradecer la comida. Antes de comer, cierro los ojos, inspiro profundamente y digo, ya sea en silencio o en voz alta: «Como en la claridad» o «Como en el amor», nombrando la energía que deseo en los alimentos. Este simple gesto hace de la comida una acción consciente y puedo disfrutar de los alimentos con todos los sentidos.

Comer en un estado emocional de preocupación o en un ambiente desagradable puede tener un efecto negativo para nuestro cuerpo. Tratemos de calmar la mente y deshacernos de las sensaciones desagradables o negativas antes de comer, y disfrutemos la comida en un ambiente lo más tranquilo posible. Debe tenerse conciencia de la calidad de la comida, de su procedencia y de las bendiciones que le transmitimos. El cuerpo, la mente y el espíritu valorarán el culto rendido a la comida y la disfrutaremos más.

ALIMENTACIÓN Y DIETA 53

Respiración

La respiración es vida. No podemos vivir sin ella; el ser humano efectúa por regla general aproximadamente unas 20.000 respiraciones en 24 horas. Resulta esencial para nuestra salud física y el bienestar espiritual. Constituye, asimismo, un eficaz medio para liberar toxinas, purificar el cuerpo y modificar la conciencia.

Al leer este capítulo, adquiramos conciencia de cómo respiramos. Comprobemos si nuestra respiración es profunda o no y en qué lugar del pecho la notamos. ¿Respiramos por la nariz o por la boca? ¿Nuestra pauta respiratoria refleja nuestro estado emocional?

Casi todo el mundo respira de manera inadecuada. Respiramos por la boca de forma superficial e irregular, utilizando sólo la parte superior de los pulmones.

Ello supone que inspiramos solamente una pequeña cantidad de oxígeno, lo cual reduce los niveles de energía física y estimula el aumento de toxinas en el cuerpo, con la consiguiente disminución de resistencia a la enfermedad.

Unos pulmones normales pueden inspirar unos tres litros de aire, aunque la mayoría utiliza menos de un tercio de su capacidad pulmonar en la respiración normal.

Técnicas respiratorias

Con una respiración completa y profunda, la sangre se oxigena y absorbe más energía vital, o prana, de la atmósfera (véase pág. 16). Para las filosofías orientales, la respiración ha constituido una cuestión tan importante que existe una rama del yoga –pranayama– que se ocupa únicamente del control de la respiración y de los ejercicios respiratorios. El control de la respiración resulta esencial para el perfecto dominio de las técnicas amorosas tántricas y taoístas, y nunca se recalcará suficientemente la importancia y el poder de la respiración correcta al hacer el amor.

En el yoga existen numerosas técnicas respiratorias y cada una de ellas provoca una reacción distinta en la mente y en el cuerpo.

La respiración se puede utilizar para incidir en la mente a través del control del prana (véase pág. 16), y la correcta respiración llevada a cabo durante los ejercicios de yoga resulta básica para la concentración en la meditación y para canalizar la energía en el cuerpo.

Una respiración adecuada empieza por una postura adecuada. En posición sentada, de pie o tumbada, comprobar que la columna esté recta, los hombros relajados y el cuello y la cabeza en línea recta. Practicar la inspiración y la espiración a través de la nariz; así penetrará la máxima cantidad de prana, y el aire se calentará y filtrará antes de llegar a los pulmones.

Respiración completa

La técnica respiratoria más básica se denomina «respiración completa» o «respiración revitalizadora». Al principio, tal vez nos parezca algo extraño, pero hay que intentar recordar cómo respiraba con naturalidad nuestro cuerpo cuando éramos unos bebés.

En esta técnica, la respiración se divide en tres partes: inspiración, retención y espiración, en una proporción de 1:4:2. Inspiramos mientras contamos uno, retenemos el aire contando hasta cuatro, y después espiramos contando hasta dos. La forma más sencilla de experimentar la sensación de una respiración completa consiste en tumbarse en el suelo boca arriba, en una posición cómoda y relajada; colocar la palma de la mano izquierda sobre el corazón y la palma derecha sobre el ombligo; cerrar la boca y los ojos.

Para empezar, expulsar el aire viciado del cuerpo: espirar por la nariz. Luego, en la inspiración, visualizar el camino de la respiración desde la nariz hacia el vientre y dejar que éste se hinche con el aire. Al ensancharse el vientre, el diafragma se desplazará hacia abajo y efectuará un masaje en los órganos abdominales. Al espirar, concentrarse primero en contraer el vientre y luego en vaciar los pulmones. Durante la contracción del vientre, el diafragma se desplaza hacia arriba y efectúa un masaje en el corazón.

Bandhas

Los *bandhas*, perfectos medios de control del prana producido en el interior del cuerpo mediante ejercicios respiratorios, son posturas de yoga que implican contracciones musculares o «bloqueos» y se practican junto con la respiración. Hay tres bandhas básicos y en cuanto dominemos los ejercicios respiratorios, podremos empezar a integrarlos a la práctica.

El *bandha mula* evita que el apana (uno de los aires vitales) salga de la parte inferior del cuerpo. Estimula, asimismo, el chakra de la base de la columna y resulta de gran ayuda en la retención de semen (véase pág. 46). Practicaremos el bandha mula tensando el músculo del esfínter anal y después los músculos abdominales a la vez que se aguanta la respiración tras la inspiración.

El *bandha jalandhara* es una postura que ocluye el tracto respiratorio, evitando así que el prana sea expulsado de la parte superior del cuerpo. Se efectúa ejerciendo una firme presión con el mentón contra el hueco triangular que se sitúa detrás de la clavícula mientras se aguanta la respiración. Mantener la postura el máximo tiempo posible; al espirar, soltar el bandha y levantar la cabeza.

El tercer bandha básico es el *bandha uddiyana*: una postura que constituye un apoyo para los pulmones y equilibra los diferentes elementos del cuerpo. Para realizarlo, en primer lugar, espirar completamente y dirigir el abdomen hacia arriba y hacia la columna. Mantener la postura y la espiración el máximo tiempo posible, después inspirar despacio relajando los músculos abdominales.

Respiración alternando las ventanas nasales

Ayuda en el equilibrio del lado derecho e izquierdo del cerebro, el sistema nervioso central y las vías del cuerpo sutil. El ejercicio consta de una serie de seis pasos y la respiración se divide en tres partes: inspiración, retención y espiración. La proporción es de 1:4:2 (inspirar mientras se cuenta uno, retener el aire contando hasta cuatro, y después espirar contando hasta dos). Empezar con tres series y aumentar de forma gradual hasta realizar 20 series o más sin esfuerzo. Constituye un excelente comienzo del día o bien para cualquier momento en que se requiere una energía extra. Si se practica junto con el yoga posee efectos muy positivos.

1 Para empezar, sentarse en el extremo de una silla o en el suelo con las piernas cruzadas, la columna recta, los hombros relajados, y el cuello y la cabeza en línea recta. Cerrar los ojos o, sin forzarlos, centrar la mirada en la punta de la nariz. Luego colocar los dedos índice y medio de la mano derecha entre las cejas.

2 Cerrar la ventana nasal izquierda con los dedos anular y meñique, inspirar por la ventana derecha. Cerrar esta ventana con el pulgar y aguantar la respiración.

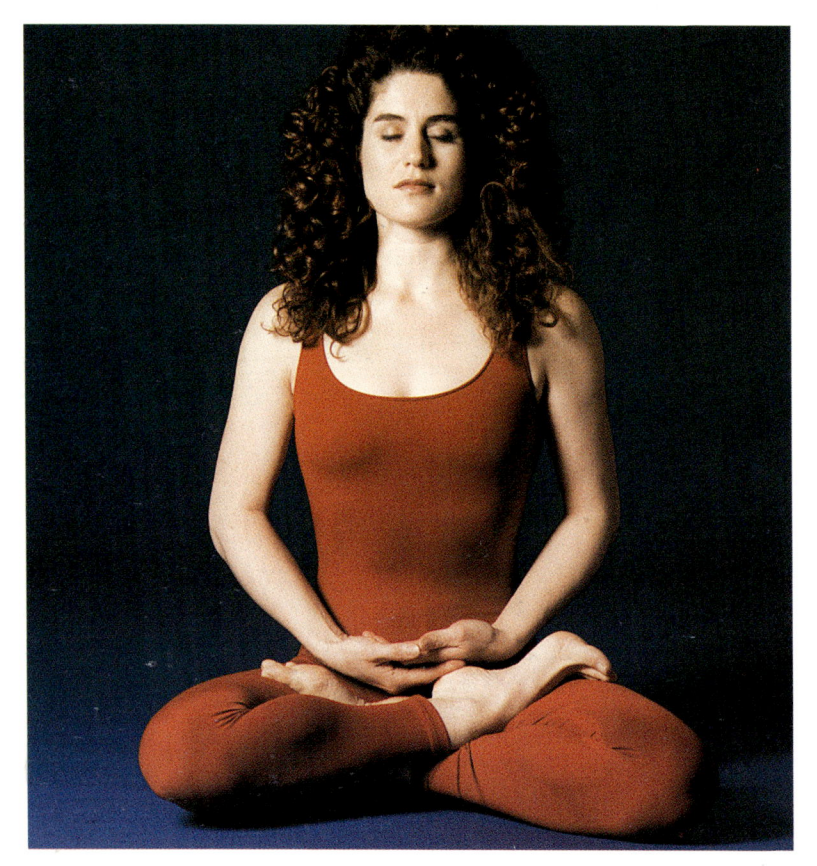

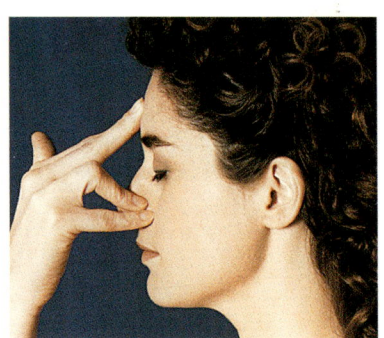

3 Espirar por la ventana izquierda, manteniendo la derecha cerrada, después inspirar por la ventana izquierda. Finalmente, cerrar las dos ventanas y aguantar la respiración.

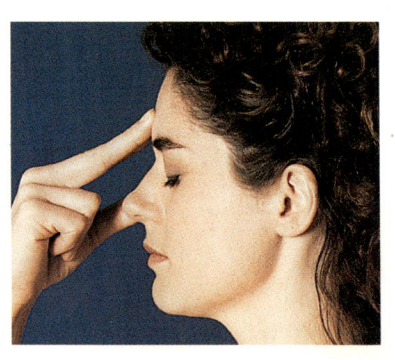

ALIENTO DE FUEGO

En el pranayama, el ejercicio del aliento de fuego se utiliza como medio de purificación. Se basa en una rápida respiración diafragmática, conocida como bombeo (no debe confundirse con la hiperventilación), para aumentar la entrada de oxígeno con el fin de purificar el cuerpo y eliminar las toxinas acumuladas. Tonifica el corazón, el estómago, el hígado y despeja la mente. Este ejercicio también fortalece el chakra del plexo solar (véase pág. 18) y estimula la kundalini (véase pág. 20). Empezar con 20-50 series, manteniendo los hombros y el pecho totalmente inmóviles durante el ejercicio y dejando que el aire se mueva lentamente en el vientre.

Las espiraciones tienen que ser rápidas, audibles y activas; las inspiraciones serán largas, silenciosas y pasivas. Al final del ejercicio, después de concentrar la energía hacia el interior, tumbarse boca arriba en la postura del cadáver (véase pág. 61). Con ello nos relajamos y despejamos la mente. Finalmente, mientras seguimos inmóviles tumbados boca arriba, inspirar y espirar completamente: respiración profunda, aguantar el máximo tiempo posible y espirar despacio.

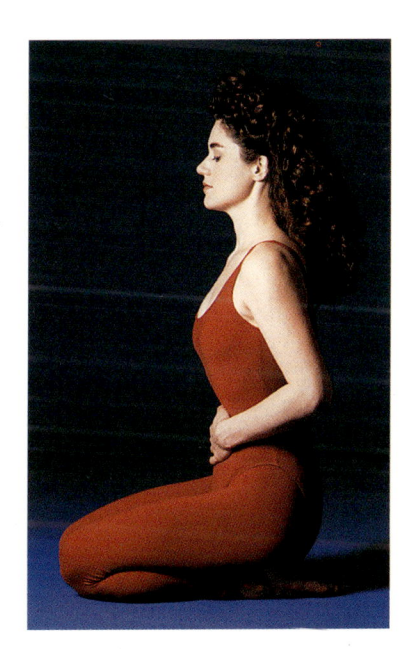

1 *Empezar con dos respiraciones completas (véase pág. 55), después otra respiración completa, espirando sólo tres cuartas partes de aire. Luego, contraer los músculos abdominales bruscamente, provocando una espiración rápida y audible de la cuarta parte final del aire a través de la nariz.*

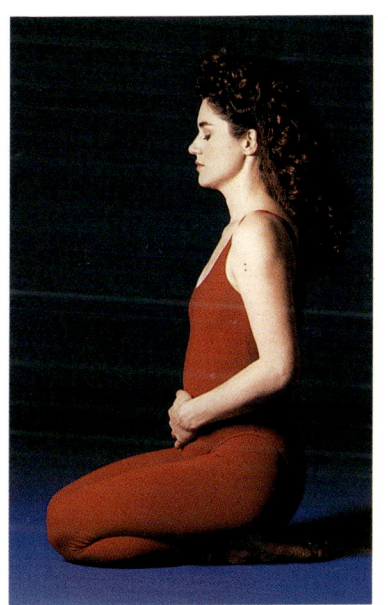

2 *Relajar los músculos al inspirar una cuarta parte del aire, pasar bruscamente a los músculos abdominales para espirar de nuevo. Continuar la secuencia inspiración/espiración con rapidez pero a nuestro propio ritmo, concentrándonos en la espiración; la inspiración se producirá de forma natural al relajar los músculos.*

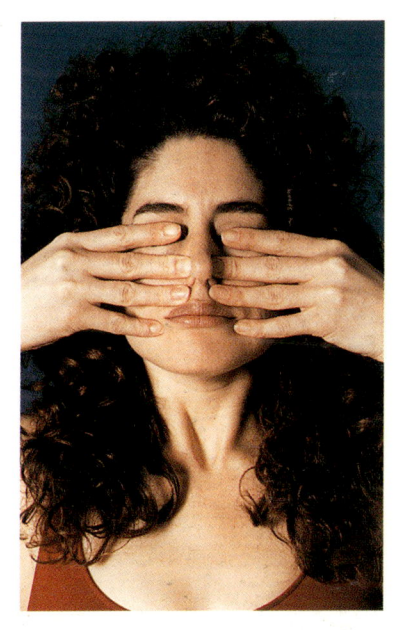

3 *Para experimentar el universo interior, utilizar los dedos para bloquear firmemente los sentidos. Tapar las orejas con los pulgares; con las puntas de los otros dedos, cerrar los ojos, las ventanas nasales y los labios. Inspirar, aguantar la respiración el máximo tiempo posible y finalmente espirar, soltar las manos y relajarse.*

Mantener el cuerpo en forma

Independientemente de los motivos que tengamos para practicar el yoga hatha —el yoga del cuerpo físico—, notaremos que tiene efectos sutiles en muchos aspectos de nuestra vida. No es competitivo ni discriminatorio por razón de edad, peso o nivel de forma física.

Las posturas de yoga (asanas) combinadas con los ejercicios respiratorios (pranayama) contribuyen a preparar el cuerpo y la mente para su óptimo funcionamiento físico y metafísico. Las asanas estiran y tonifican los músculos, ejercitando la columna y toda la estructura ósea, y confiriendo energía a los órganos internos, a las glándulas y al sistema nervioso.

El yoga es una forma de ejercicio rejuvenecedora y revitalizante. Libera la tensión física y mental, fomenta una mayor conciencia de nuestro cuerpo y nos ayuda a percibir su interior.

El cuerpo físico de la persona es en muchos sentidos un claro reflejo del estado mental. Para la mayor parte de nosotros, la vida es estresante, y el estrés provoca tensión en nuestro cuerpo: los músculos se tensan, lo cual afecta a nuestros movimientos y, en última instancia, a nuestro estado mental. En general prestamos muy poca atención al cuerpo: esperamos que funcione a la perfección, como si se tratara de una máquina, y nos lamentamos cuando no es así. No obstante, debemos recordar que nuestro cuerpo no es una máquina, sino un organismo vivo que, con los cuidados adecuados, nos hará la vida en algo más satisfactorio.

Si el yoga forma parte de nuestra práctica diaria, experimentaremos cambios en la vida y en la relación con nuestro cuerpo físico, mental y sutil. En las páginas siguientes se presentan posturas de yoga beneficiosas y algunas variaciones adaptadas de diferentes ejercicios. Empezaremos con uno o dos que nos inspiren confianza y los practicaremos a diario. Algunas de las posturas nos pueden resultar más complicadas que otras, pero con la práctica nos parecerán más sencillas.

Personalmente prefiero practicar el yoga desnuda; la energía vital circula de manera más libre y se puede percibir la respiración en la piel. Ello nos permite apreciar la belleza del cuerpo. El espacio que reservo al yoga es el de hacer el amor conmigo misma.

MEDITACIÓN
El yoga, combinado con la meditación, constituye el medio ideal para conseguir una buena forma física y liberar la tensión.

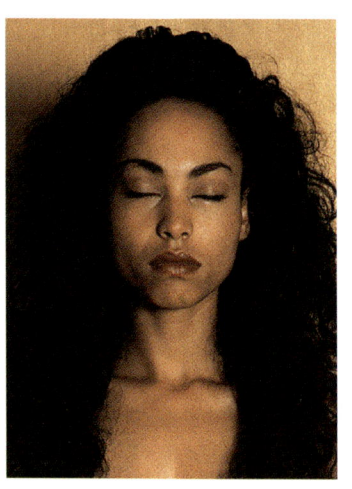

Consejos para practicar el yoga

Las posturas de yoga son mucho más eficaces cuando se realizan a primera hora de la mañana o por la tarde. En el caso de los principiantes, sin embargo, recomiendo que realicen los ejercicios de yoga por la mañana.

Empezar el día con una postura fácil, junto con algunos ejercicios respiratorios (véase pág. 55), durante unos tres minutos. Ello marcará una gran diferencia en la calidad del día y nos estimulará a dedicar más tiempo a la práctica de otras posturas, hasta que finalmente el yoga forme parte de nuestro ritual diario. Sólo tres minutos al día serán el inicio de algunos cambios en nuestra vida.

Se aconseja practicar el yoga con el estómago vacío, lo cual constituye otra buena razón para elegir la mañana para los ejercicios. Pero si optamos por otro horario, no lo practicaremos hasta que hayan transcurrido dos horas despúes de la última comida.

Respiración

Al practicar el yoga no hay que luchar contra uno mismo; dejar que el cuerpo y todo nuestro ser se entregue y relaje en la postura. La respiración hará su tarea y el cuerpo seguirá. A menos que se indique lo contrario, la respiración en las siguientes posturas se efectuará inspirando y espirando por la nariz, manteniendo la punta de la lengua contra el paladar. Dado que hay tres estadios de respiración (inspiración, retención y espiración), hay tres estadios para cada postura: entrar, mantener y salir. Los tres estadios deben realizarse correctamente si se quiere conseguir la postura adecuada, sobre todo si no se cuenta con un profesor y se efectúan los ejercicios en solitario.

Yoga para dos

Practicar las diferentes posturas de yoga con la pareja puede resultar muy emocionante e instructivo, sobre todo si ambos lo hacen completamente desnudos. Se presenta la maravillosa oportunidad de examinar el propio cuerpo y el de la pareja en diferentes posturas, de percibir la respiración en la piel y de disfrutar de un íntimo contacto cutáneo.

Después de los ejercicios, tumbarse juntos con un mano en el corazón y la otra sobre los genitales de la pareja. Respirar al unísono y notar cómo se funden las energías.

Precauciones

En caso de padecer alguna enfermedad –sobre todo las que afectan al corazón, al sistema nervioso, la columna, el cuello o los huesos– o en caso de embarazo, lesión reciente o de haberse sometido a cirugía, consultar al médico o a un profesor de yoga cualificado antes de probar los ejercicios. Puesto que algunas posturas provocan movimiento interno, se aconseja a las mujeres que llevan DIU que realicen chequeos periódicos para comprobar que no se haya desplazado. Las mujeres en período de menstruación deben evitar las posturas invertidas.

La postura de la diosa

En esta postura, se puede visualizar la dirección de la energía de la respiración hacia los genitales. Inspirar e espirar por la nariz; al inspirar, percibir el desplazamiento de energía por la columna hasta la coronilla. Retener el aire y después espirar sintiendo cómo desciende la energía por la parte anterior del cuerpo hacia los genitales. Las respiraciones deben ser largas. Para acabar la postura, juntar lentamente las rodillas, haciendo una pausa en el punto en que la parte interior de los muslos empieza a vibrar antes de juntarlas. Luego, estirar las piernas en el suelo.

Tumbarse boca arriba con los pies juntos y los talones cerca del cuerpo. Estirar los brazos a los lados, palmas arriba, relajar y dejar caer las rodillas a los lados.

La postura de entrega

En esta versión de la postura de la diosa, se juntan las rodillas al inspirar y se vuelven a dejar caer a los lados con la espiración. Para acabar la postura, juntar las piernas lentamente y mantenerlas el máximo tiempo posible en el punto en que empiezan a temblar. Después, hacer deslizar las piernas planas en el suelo.

2 De nuevo dejar caer lentamente las rodillas hacia los lados, mientras se espira por la boca. Durante este ejercicio, tratar de ejercer presión sobre el músculo PC (véase págs. 32 y 43) en la inspiración y relajarse en la espiración.

1 Tumbarse boca arriba con las rodillas flexionadas, los pies juntos y los talones cerca del cuerpo. Meter el mentón hacia dentro. Dejar caer las rodillas a ambos lados, juntarlas lentamente mientras se efectúa una profunda inspiración por la boca.

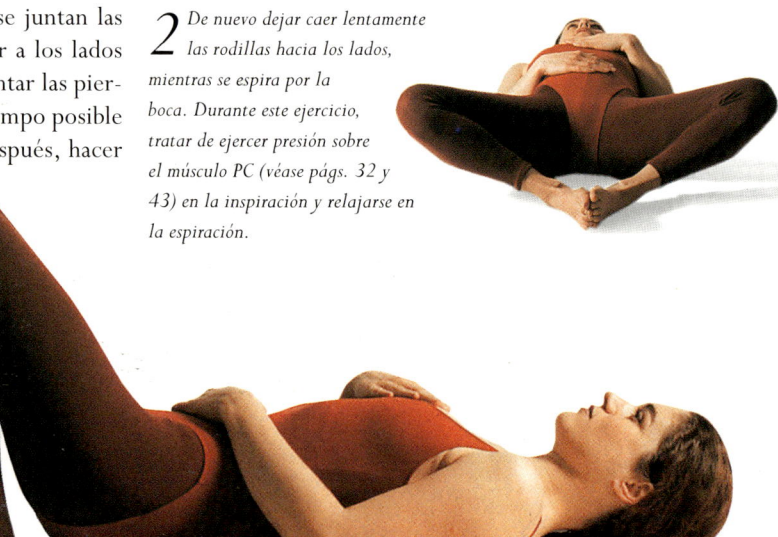

La postura de la mariposa

Contribuye a aumentar la flexibilidad de los tobillos, rodillas y caderas. Es importante mantener la columna recta, pero si ello nos resulta difícil, colocaremos la punta de un cojín bajo las nalgas. Esta postura constituye, asimismo, un buen calentamiento para posturas en posición sentada como la del loto y para ejercicios respiratorios.

Sentarse en el suelo con la columna recta, los hombros relajados, las rodillas flexionadas y las plantas de los pies tocándose. Sostener los pies con las manos y mover suavemente las rodillas hacia arriba y hacia abajo como las alas de una mariposa.

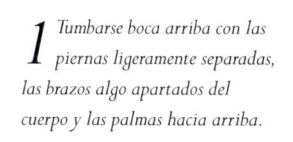

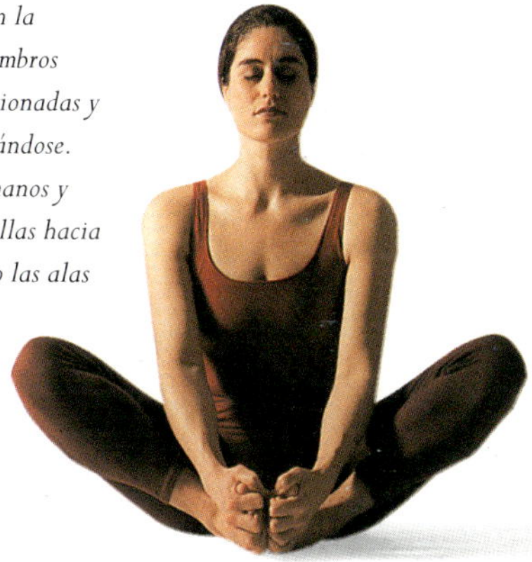

La postura del cadáver

Esta postura de relajación total del cuerpo parece simple, pero es importante iniciarla y concluirla con cuidado. Realizarla entre otras posturas para descansar el cuerpo, y al acabar, girar sobre el lado izquierdo y utilizar los brazos para pasar suavemente a la posición sentada.

1 Tumbarse boca arriba con las piernas ligeramente separadas, las brazos algo apartados del cuerpo y las palmas hacia arriba.

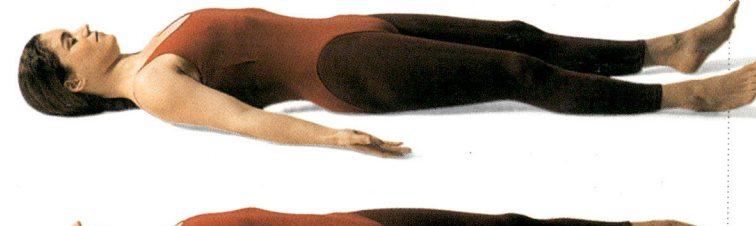

2 A partir de la pelvis, hacer girar las piernas hacia dentro y hacia fuera, y dejarlas caer suavemente hacia los lados.

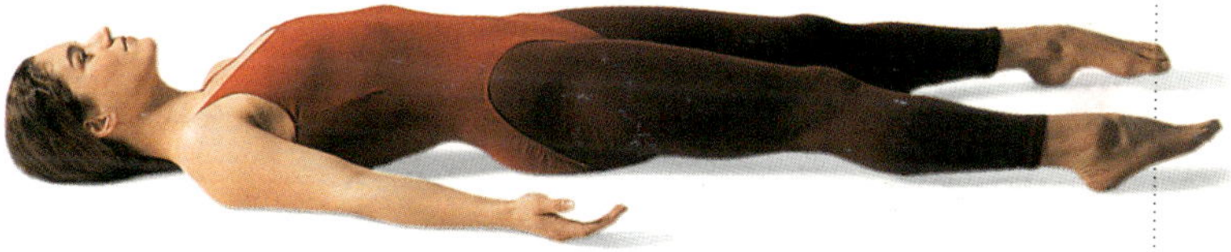

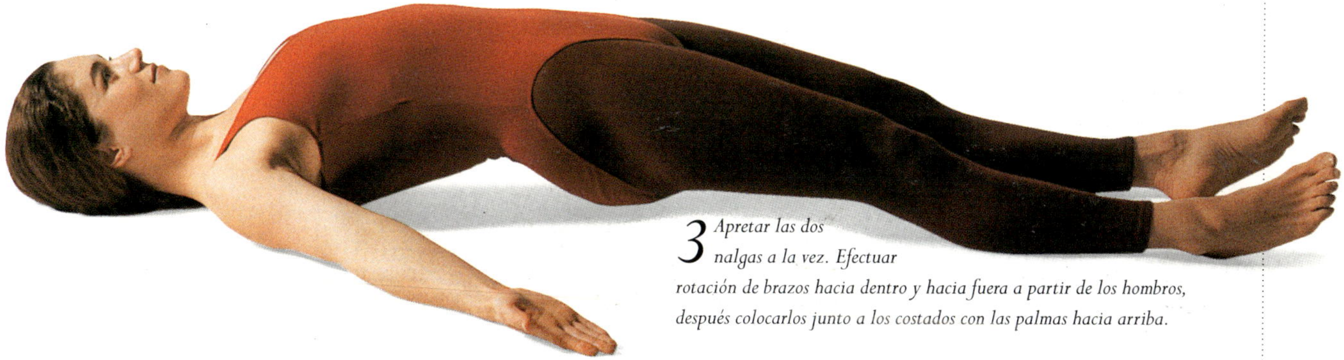

3 Apretar las dos nalgas a la vez. Efectuar rotación de brazos hacia dentro y hacia fuera a partir de los hombros, después colocarlos junto a los costados con las palmas hacia arriba.

YOGA 61

Rebotes pelvianos

Es un excelente ejercicio expresivo para despertar la energía de la base de la columna. Cuanta más energía liberemos durante el ejercicio, más orgásmico será. Después del ejercicio, relajarse en la postura del cadáver (véase pág. 61).

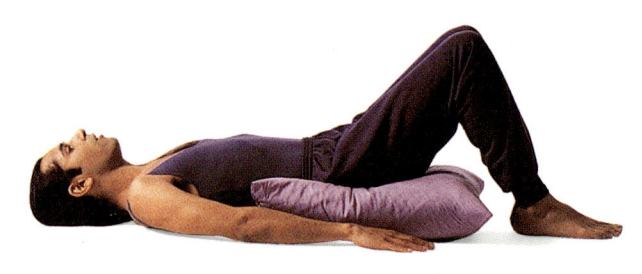

1 Tumbarse boca arriba con las rodillas flexionadas, los pies planos y una almohada o cojín debajo de las nalgas.

2 Inspirar y levantar la pelvis de la almohada, espirar de forma audible y hacer rebotar la pelvis contra el cojín. Repetir varias veces.

Flexión hacia adelante con una pierna

Esta postura proporciona masaje a los órganos abdominales y facilita el estiramiento de la columna. Practicar primero con la pierna izquierda extendida y después con la derecha. Para concluir, inspirar y deslizar despacio las manos por las piernas, irguiendo la columna.

1 Sentarse en el suelo con la planta del pie derecho en el interior del muslo izquierdo. Juntar los pulgares, inspirar, aguantar la respiración y llevarlos hacia adelante y hacia arriba.

2 Espirar y flexionar el cuerpo hacia adelante a partir de la cintura, desde la base de la columna, tocando las puntas de los dedos del pie izquierdo. Relajar la cabeza y el cuello, respirar profundamente varias veces.

Flexión hacia adelante

Este ejercicio tiene como objetivo estirar la columna a lo largo de la pierna. A algunos les puede parecer imposible y sentirán la tentación de luchar contra el cuerpo en un intento desesperado de llegar a los pies. Mantener las piernas estiradas, y si no se llega a los dedos de los pies, abandonar y apoyar las manos sobre las piernas y, al respirar, relajar el cuerpo, la cabeza y el cuello. Con un poco de práctica, seremos capaces de llegar a los pies. Para acabar, inspirar y hacer deslizar las manos por las piernas hacia arriba mientras se endereza la columna.

1 Sentarse en el suelo con la columna recta y las piernas estiradas hacia adelante. Juntar los pulgares, apoyar las manos sobre las rodillas e inspirar. Aguantar la respiración, llegar a los dedos de los pies, estirarse hacia arriba y echar el cuerpo hacia atrás formando un ángulo de unos 10 grados.

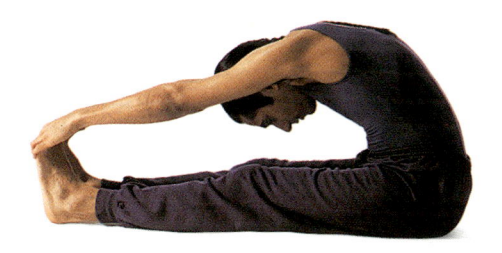

2 Espirar y flexionar hacia adelante a partir de la cintura, agarrando los dedos de los pies si es posible o la parte inferior de las piernas en caso contrario.

El plano inclinado

Esta postura actúa como contraestiramiento de la flexión hacia delante. Para concluirla, espirar y sentarse sobre las nalgas, después tumbarse suavemente en la postura del cadáver (véase pág. 61).

Sentarse en el suelo, piernas estiradas y pies juntos, y echar el cuerpo atrás apoyándose en las manos. Mantener las piernas rectas, inspirar y hacer presión con las manos para levantar el cuerpo del suelo.

Levantamiento de pierna simple

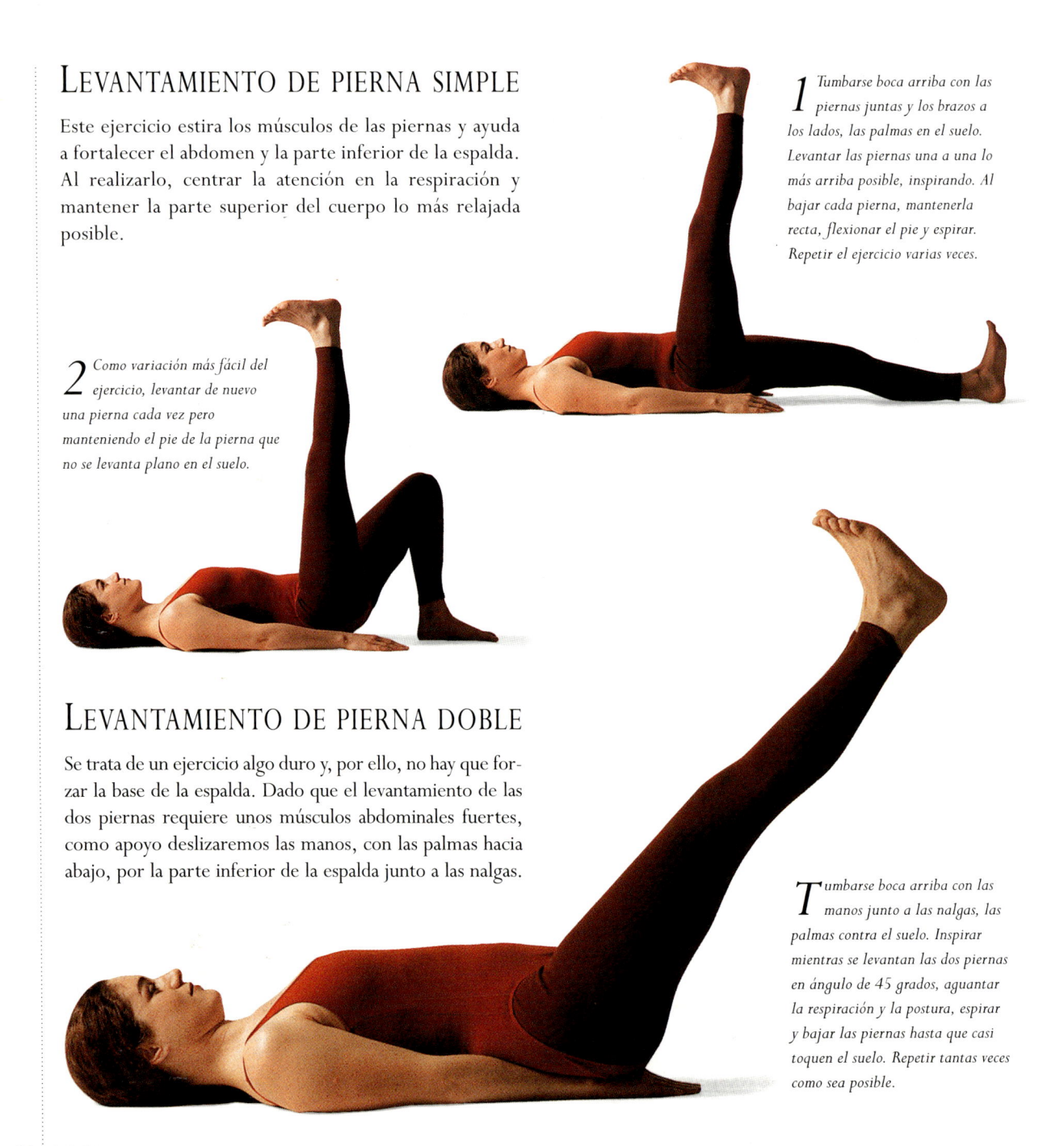

Este ejercicio estira los músculos de las piernas y ayuda a fortalecer el abdomen y la parte inferior de la espalda. Al realizarlo, centrar la atención en la respiración y mantener la parte superior del cuerpo lo más relajada posible.

1 Tumbarse boca arriba con las piernas juntas y los brazos a los lados, las palmas en el suelo. Levantar las piernas una a una lo más arriba posible, inspirando. Al bajar cada pierna, mantenerla recta, flexionar el pie y espirar. Repetir el ejercicio varias veces.

2 Como variación más fácil del ejercicio, levantar de nuevo una pierna cada vez pero manteniendo el pie de la pierna que no se levanta plano en el suelo.

Levantamiento de pierna doble

Se trata de un ejercicio algo duro y, por ello, no hay que forzar la base de la espalda. Dado que el levantamiento de las dos piernas requiere unos músculos abdominales fuertes, como apoyo deslizaremos las manos, con las palmas hacia abajo, por la parte inferior de la espalda junto a las nalgas.

Tumbarse boca arriba con las manos junto a las nalgas, las palmas contra el suelo. Inspirar mientras se levantan las dos piernas en ángulo de 45 grados, aguantar la respiración y la postura, espirar y bajar las piernas hasta que casi toquen el suelo. Repetir tantas veces como sea posible.

La postura de la cobra

Esta postura tonifica y efectúa un masaje en los órganos internos, estimula la circulación y puede aliviar el dolor y malestar de la menstruación. Para finalizar, espirar y relajar lenta y suavemente los brazos. Repetir las veces que se pueda sin excesivo esfuerzo.

1 Tumbarse boca abajo con las piernas juntas. Colocar las manos bajo los hombros, las palmas contra el suelo, y apoyar la frente en el suelo.

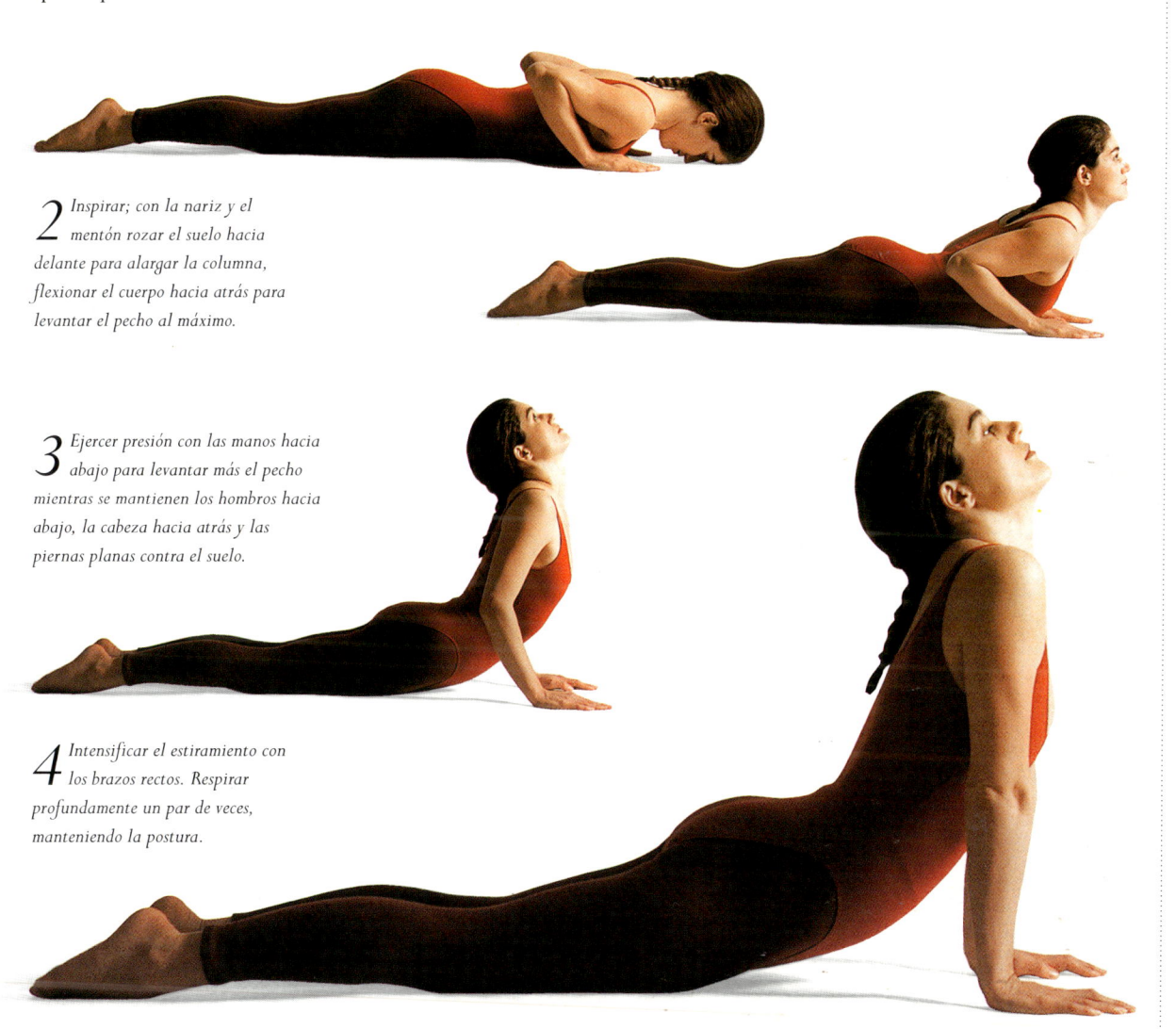

2 Inspirar; con la nariz y el mentón rozar el suelo hacia delante para alargar la columna, flexionar el cuerpo hacia atrás para levantar el pecho al máximo.

3 Ejercer presión con las manos hacia abajo para levantar más el pecho mientras se mantienen los hombros hacia abajo, la cabeza hacia atrás y las piernas planas contra el suelo.

4 Intensificar el estiramiento con los brazos rectos. Respirar profundamente un par de veces, manteniendo la postura.

Ejercicio para los hombros

Este ejercicio ayuda a liberar la tensión de los hombros. Una versión alternativa consiste en levantar los hombros hacia las orejas durante la inspiración, mantenerlos arriba en la espiración y luego soltarlos.

1 De pie, con los pies paralelos y separados unos 45 cm. Inspirar por la nariz y levantar los hombros hacia las orejas.

2 Aguantar la respiración y notar la tensión; espirar por la boca y dejar caer los hombros. Repetir varias veces, después efectuar una suave rotación de los hombros en ambas direcciones.

El pez

Es mejor realizar antes la postura de apoyo en los hombros (véase pág. 75), que actúa como contraestiramiento. Para terminar, relajar la cabeza y luego las manos y los hombros.

1 Tumbarse boca arriba con las piernas juntas y colocar las palmas contra el suelo debajo de los muslos.

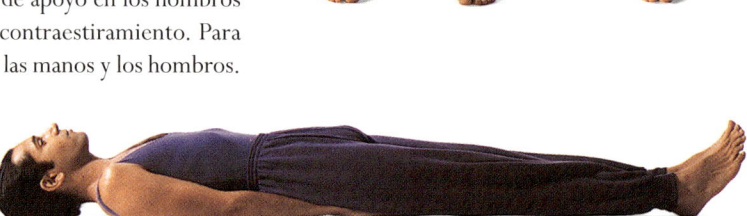

2 Inspirar, apoyarse en los brazos y arquear la columna, apoyando la cabeza en el suelo.

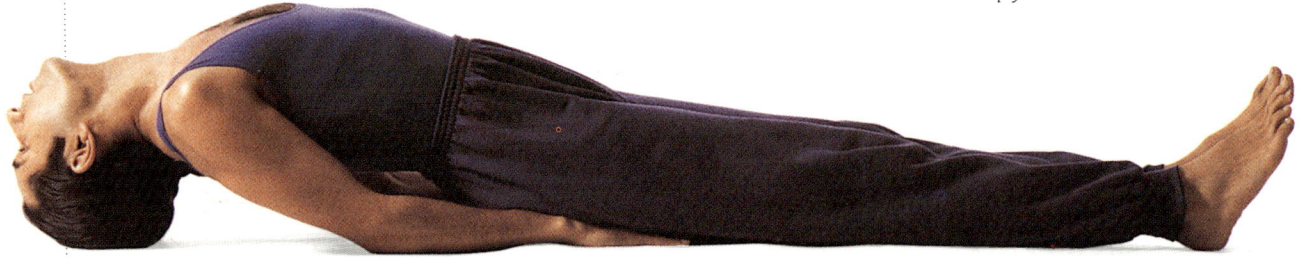

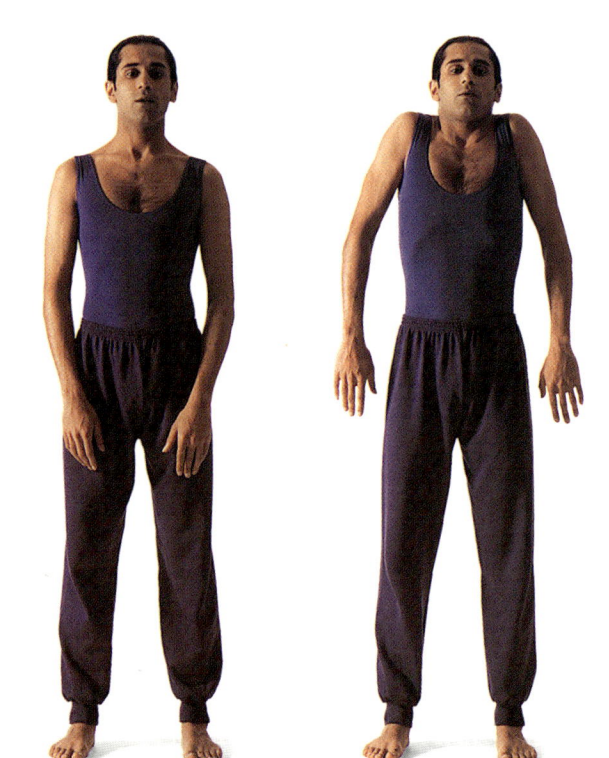

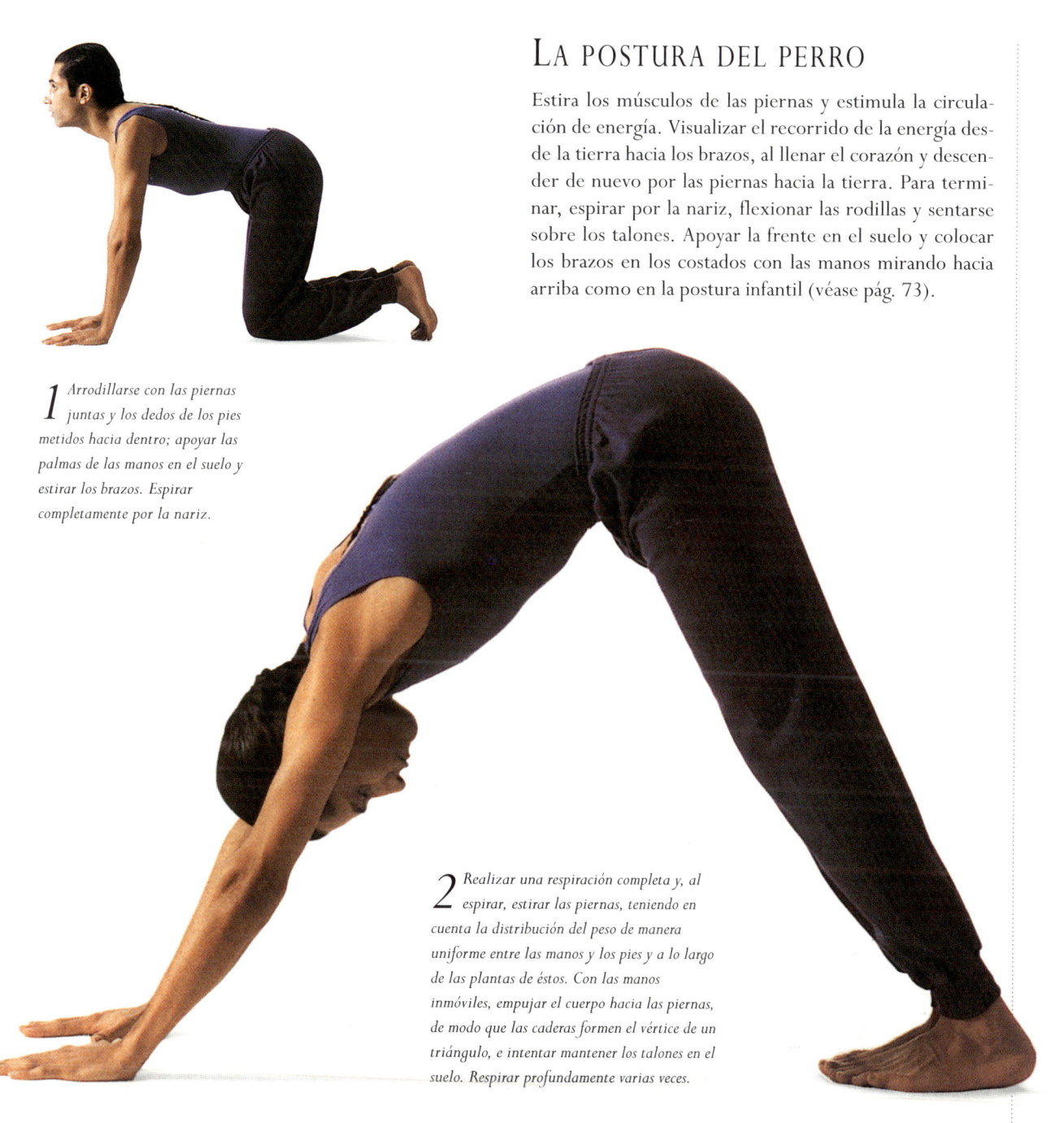

LA POSTURA DEL PERRO

Estira los músculos de las piernas y estimula la circulación de energía. Visualizar el recorrido de la energía desde la tierra hacia los brazos, al llenar el corazón y descender de nuevo por las piernas hacia la tierra. Para terminar, espirar por la nariz, flexionar las rodillas y sentarse sobre los talones. Apoyar la frente en el suelo y colocar los brazos en los costados con las manos mirando hacia arriba como en la postura infantil (véase pág. 73).

1 Arrodillarse con las piernas juntas y los dedos de los pies metidos hacia dentro; apoyar las palmas de las manos en el suelo y estirar los brazos. Espirar completamente por la nariz.

2 Realizar una respiración completa y, al espirar, estirar las piernas, teniendo en cuenta la distribución del peso de manera uniforme entre las manos y los pies y a lo largo de las plantas de éstos. Con las manos inmóviles, empujar el cuerpo hacia las piernas, de modo que las caderas formen el vértice de un triángulo, e intentar mantener los talones en el suelo. Respirar profundamente varias veces.

Expansor pectoral

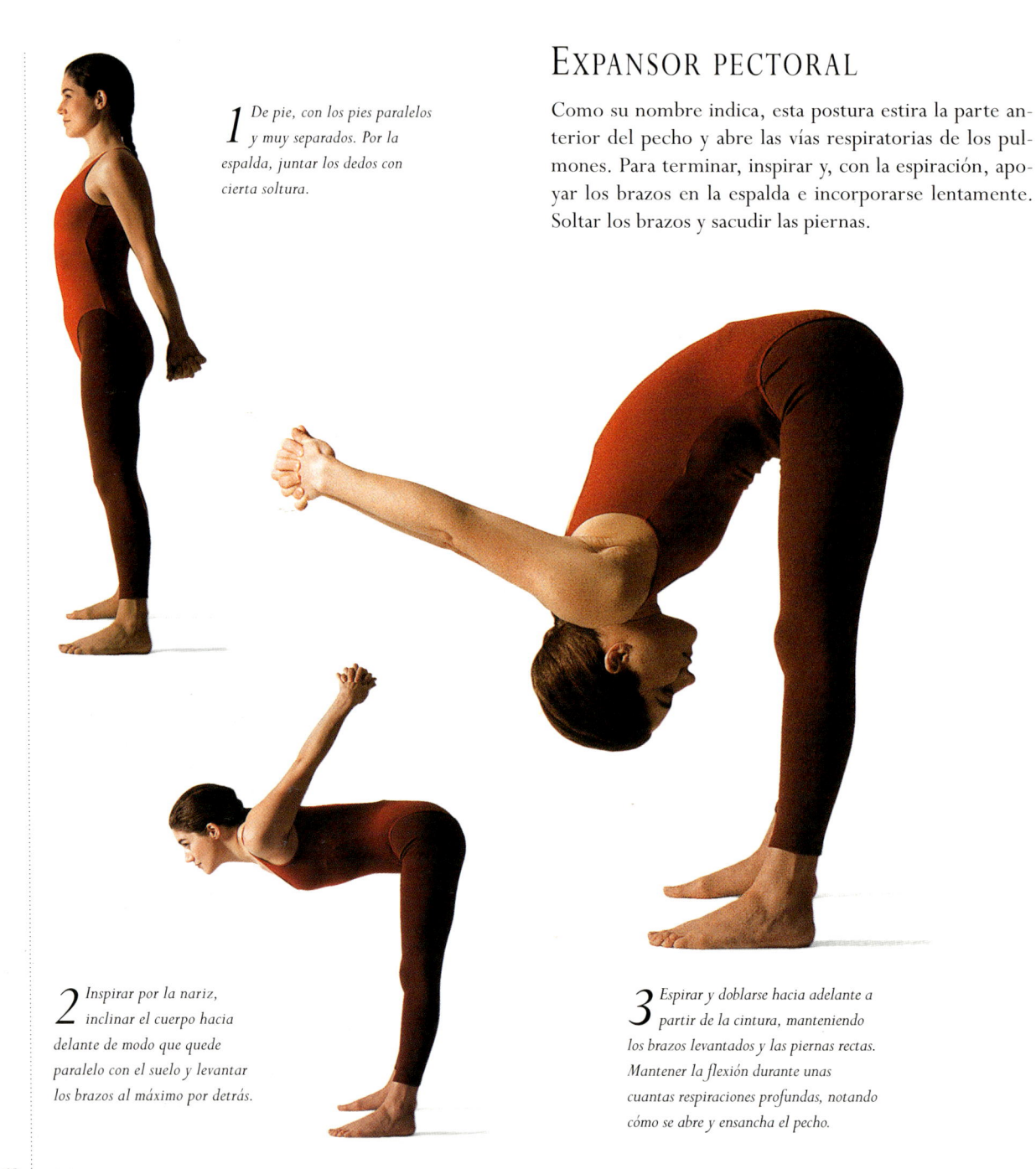

Como su nombre indica, esta postura estira la parte anterior del pecho y abre las vías respiratorias de los pulmones. Para terminar, inspirar y, con la espiración, apoyar los brazos en la espalda e incorporarse lentamente. Soltar los brazos y sacudir las piernas.

1 De pie, con los pies paralelos y muy separados. Por la espalda, juntar los dedos con cierta soltura.

2 Inspirar por la nariz, inclinar el cuerpo hacia delante de modo que quede paralelo con el suelo y levantar los brazos al máximo por detrás.

3 Espirar y doblarse hacia adelante a partir de la cintura, manteniendo los brazos levantados y las piernas rectas. Mantener la flexión durante unas cuantas respiraciones profundas, notando cómo se abre y ensancha el pecho.

Estiramiento lateral

En este ejercicio los brazos se sitúan por encima de la cabeza y se inclinan alternativamente a derecha e izquierda. Con ello notaremos que los costados se estiran y que la columna se flexiona.

1 De pie, con los pies separados y los brazos estirados por encima de la cabeza, pegados a las orejas. Agarrar la muñeca derecha con la mano izquierda.

2 Inspirar, estirar el brazo derecho, espirar e inclinarse a la izquierda. Después, inspirar, enderezar el cuerpo, espirar e inclinarse a la derecha.

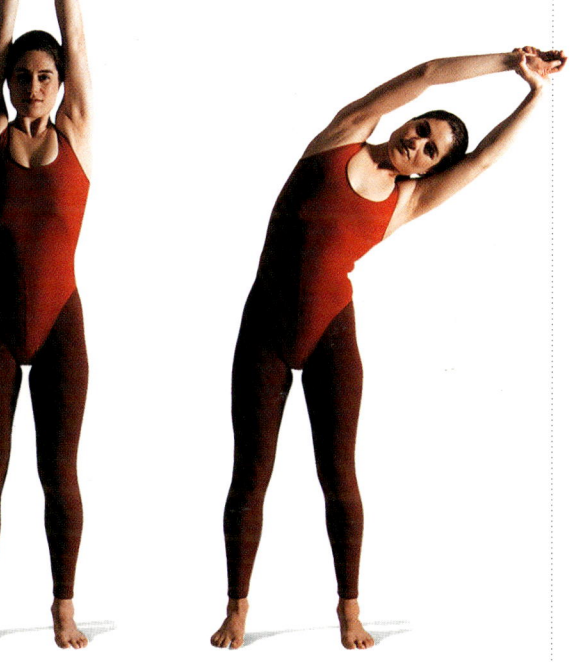

3 Para acabar, primero inspirar y, al mismo tiempo, estirar los dos brazos hacia arriba y hacia adelante. Relajar las muñecas dejándolas libres.

4 Colocar las manos a la altura de los hombros y relajar los codos y los hombros.

5 Finalmente, flexionar el cuerpo hacia adelante desde la cintura y relajar completamente las muñecas, los codos, la cabeza, el cuello y los hombros.

YOGA 69

La postura del pino

La realización de esta postura conlleva multitud de puntos positivos tanto para la mente como para el cuerpo y, con una práctica regular, pronto se notará una mejora en la forma física y mental. La postura de apoyo del cuerpo con la cabeza alivia la tensión de la parte inferior de la espalda y resulta de gran ayuda para las afecciones de la espalda. Ayuda a relajar el corazón y estimula la circulación, pero la mujer debe evitar esta postura durante la menstruación. En un principio, probablemente notaremos una presión en la cabeza y el cuello; puede resultar útil la imagen mental de que algo nos sostiene por los tobillos, lo cual libera la tensión y mantiene la mayor parte del peso del cuerpo sobre los antebrazos. Para acabar la postura, flexionar las rodillas, bajarlas hacia el pecho y poner los pies en el suelo.

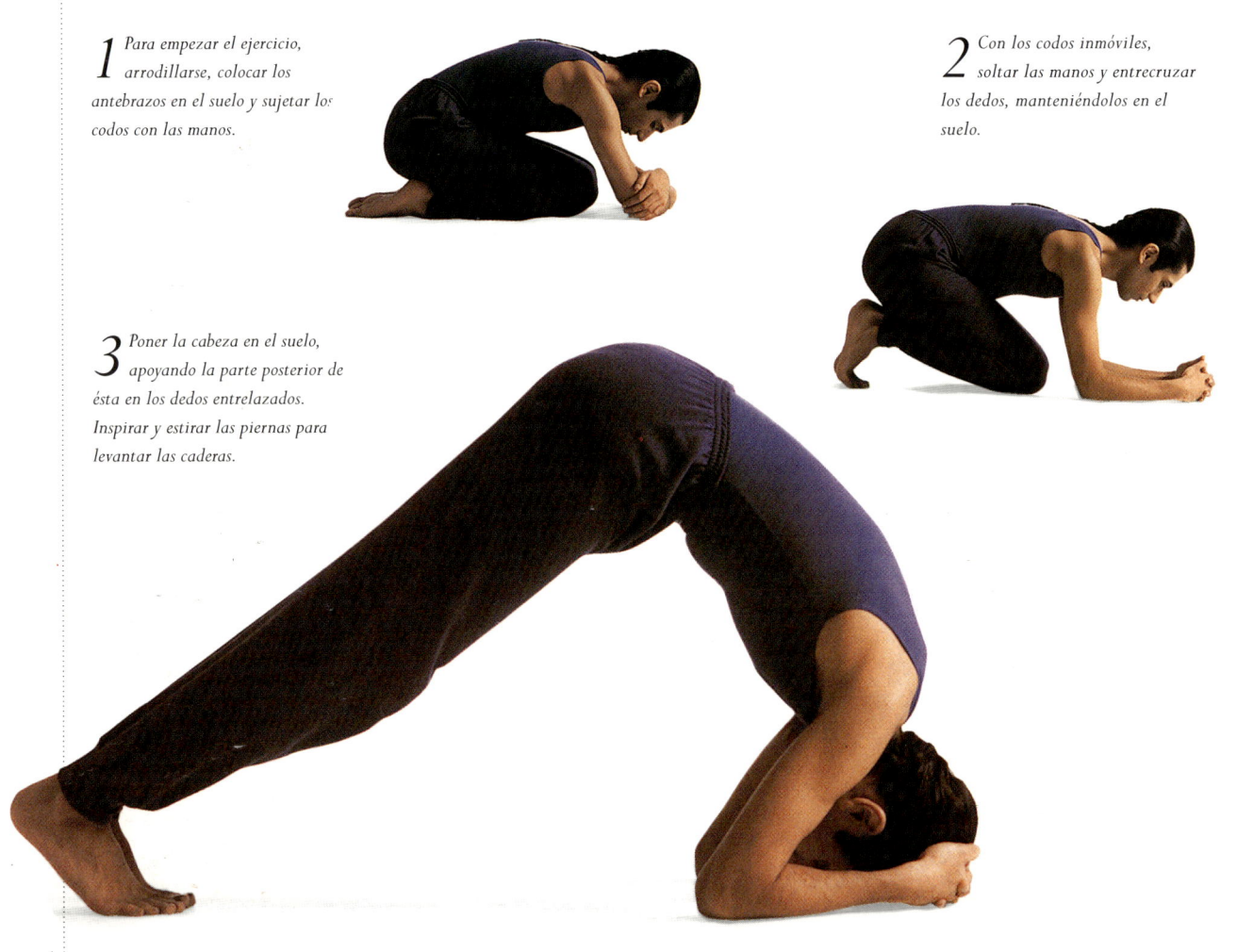

1 Para empezar el ejercicio, arrodillarse, colocar los antebrazos en el suelo y sujetar los codos con las manos.

2 Con los codos inmóviles, soltar las manos y entrecruzar los dedos, manteniéndolos en el suelo.

3 Poner la cabeza en el suelo, apoyando la parte posterior de ésta en los dedos entrelazados. Inspirar y estirar las piernas para levantar las caderas.

70 YOGA

El pino con apoyo

Si no se ha realizado nunca un ejercicio de este tipo, o si hace mucho tiempo que se ha intentado, resultará más fácil utilizar una pared como apoyo antes de intentar la postura libre.

Para ello, simplemente seguir las instrucciones que se presentan aquí, pero arrodillarse con la cabeza y los dedos cerca de la pared. Después, al estirar las piernas, se pueden apoyar las caderas, las nalgas o la parte posterior de las piernas ligeramente contra la pared como apoyo y equilibrio extra.

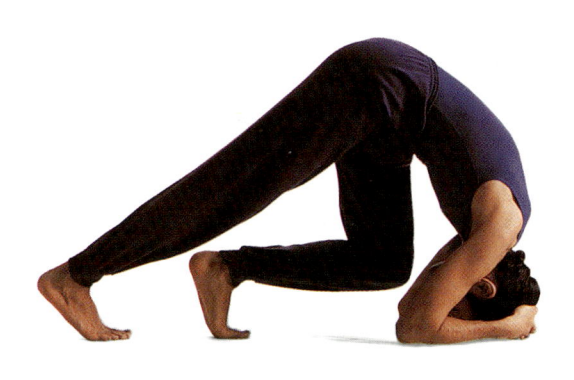

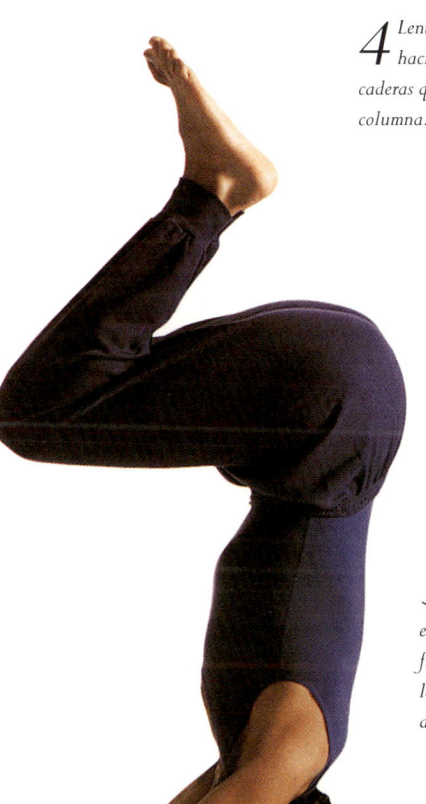

4 Lentamente, desplazar los pies hacia la cara hasta que las caderas queden en línea recta con la columna.

5 Con el cuello recto y manteniendo el equilibrio con los codos, flexionar las rodillas y levantar con cuidado los pies del suelo.

6 Tomar el tiempo necesario para conseguir el equilibrio utilizando los músculos abdominales, levantar suavemente las rodillas, estirando las piernas con los pies relajados. Dejar que el cuerpo se adapte y respirar muy profundamente.

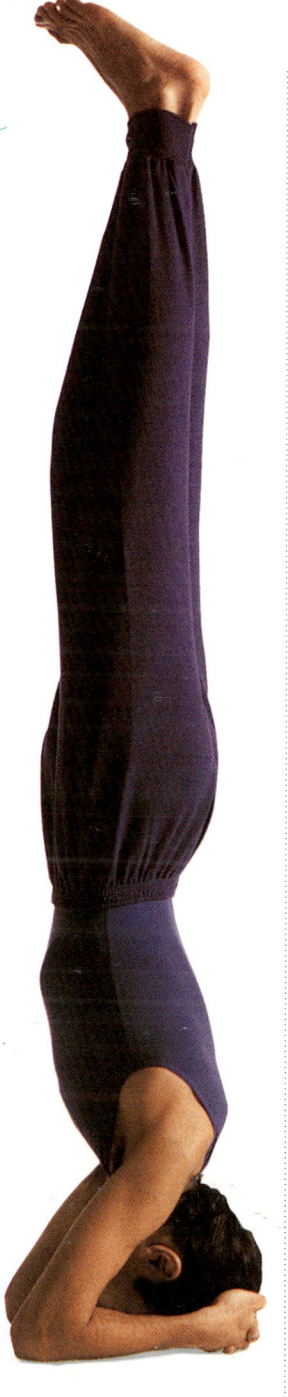

YOGA 71

La postura de rodillas

Al practicar por primera vez esta postura, utilizar un cojín para apoyar la espalda. Acabar con cuidado la postura, utilizando las manos y los brazos como apoyo antes de soltar suavemente las piernas.

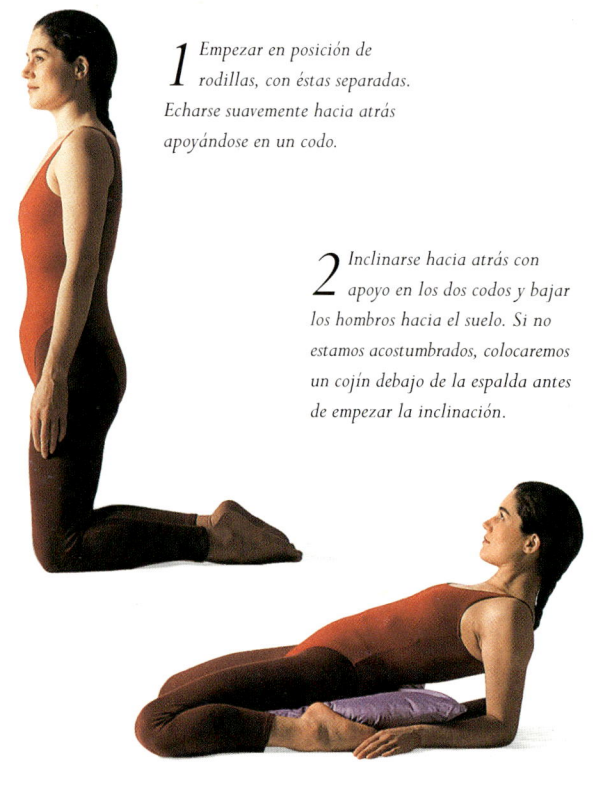

1 Empezar en posición de rodillas, con éstas separadas. Echarse suavemente hacia atrás apoyándose en un codo.

2 Inclinarse hacia atrás con apoyo en los dos codos y bajar los hombros hacia el suelo. Si no estamos acostumbrados, colocaremos un cojín debajo de la espalda antes de empezar la inclinación.

3 Tumbado, con los hombros y la cabeza en el suelo, notar cómo se estiran los muslos, las rodillas y la parte inferior de la espalda. Flexionar los brazos.

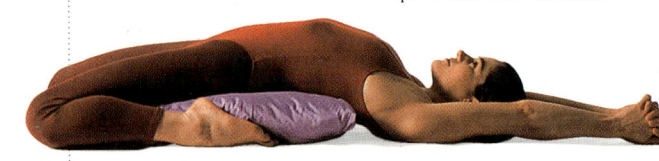

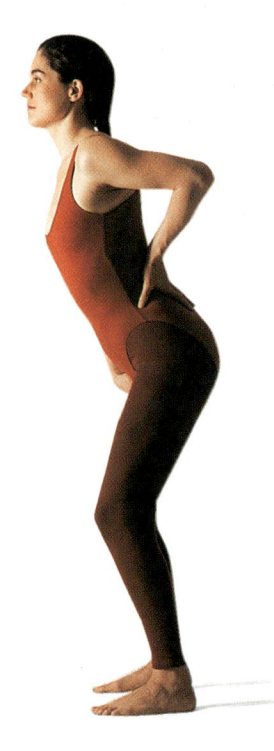

1 De pie, con los pies separados unos 45 cm, las rodillas ligeramente flexionadas. Poner las manos en las caderas, en la espalda, a los costados o levantarlas.

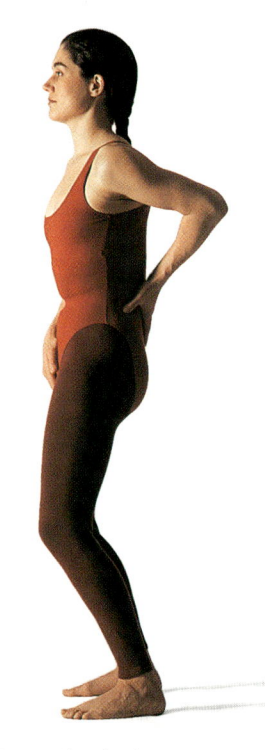

2 Empujar la pelvis hacia adelante y hacia atrás, con balanceos a un lado y al otro, o describir círculos, marcando cada vez más los movimientos.

Empujes pelvianos

Estos ejercicios ayudan a activar el chakra del sacro (véase pág. 18) y a liberar la energía bloqueada. El movimiento es muy sexual, de modo que es ideal para expresar la sexualidad. Se puede probar junto con la pareja, uno delante del otro, sosteniendo el contacto visual mientras se mueven las caderas. Mantener las mandíbulas relajadas y la boca abierta, dejando que salga el sonido. Esto contribuirá a dejar a un lado las inhibiciones y a expresar las emociones.

La postura del camello

Este ejercicio estira toda la parte anterior del cuerpo, facilita el estiramiento de los músculos abdominales y mantiene la flexibilidad de la columna. Para acabar la postura, espirar, sentarse sobre los talones e inclinar el cuerpo hacia delante para descansar en la postura infantil. Quedarse tranquilamente en esta postura todo el tiempo que se desee.

1 Arrodillarse con las rodillas separadas y los pies juntos. Inspirar y arquear el cuerpo hacia atrás, agarrando primero el tobillo derecho y después el izquierdo, echando la cabeza hacia atrás en dirección a los pies.

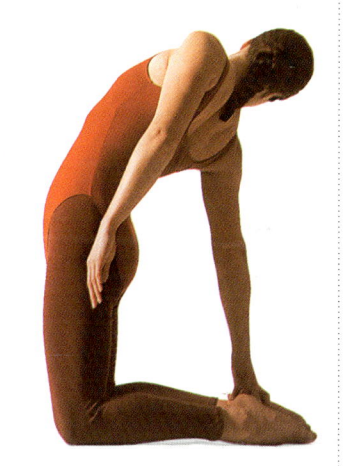

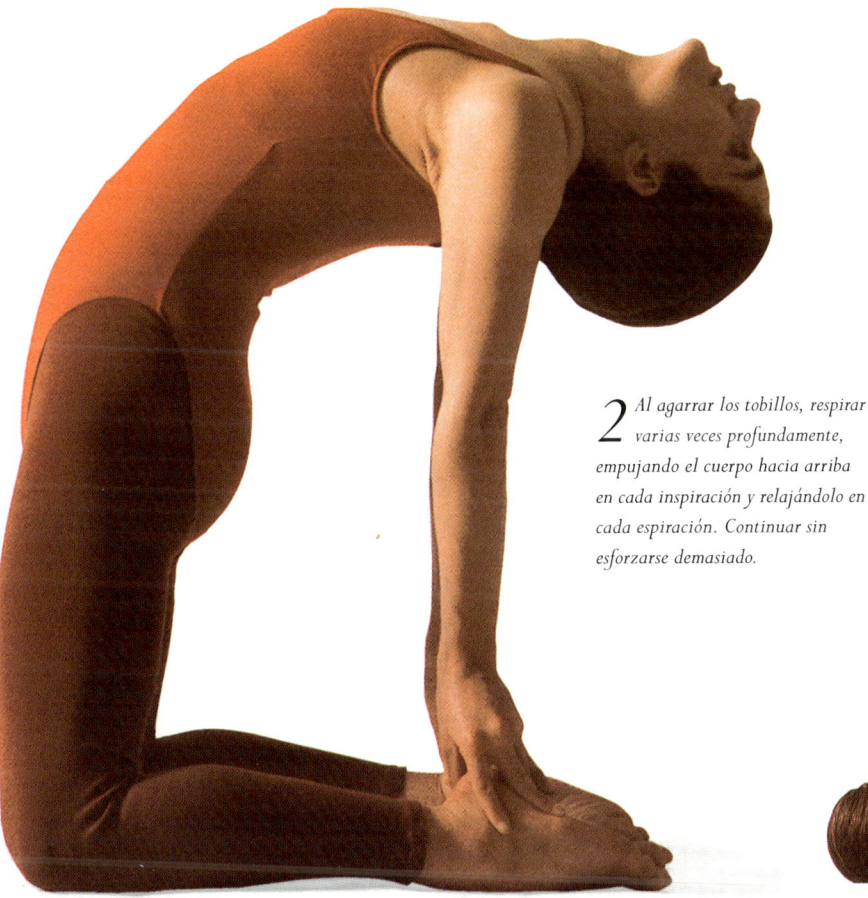

2 Al agarrar los tobillos, respirar varias veces profundamente, empujando el cuerpo hacia arriba en cada inspiración y relajándolo en cada espiración. Continuar sin esforzarse demasiado.

3 Adoptar la postura infantil acurrucándonos en una postura de rodillas con la frente apoyada en el suelo. Colocar los brazos a los lados con las palmas de las manos hacia arriba.

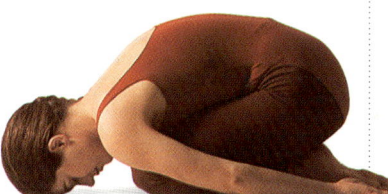

YOGA

La postura del puente

Ésta es una postura que ayuda a fortalecer la parte inferior de la espalda y los músculos abdominales. Hay un gran número de variaciones de esta postura, pero la que se presenta aquí se aconseja especialmente para los principiantes. Durante el ejercicio debe meterse el mentón hacia dentro para activar el tiroides: una glándula situada en el cuello que produce hormonas esenciales para el sistema nervioso y metabólico.

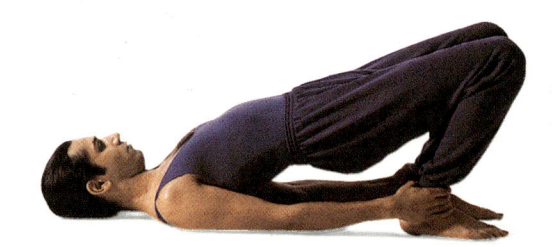

1 Tumbarse boca arriba. Espirar, flexionar las rodillas hacia el pecho y sujetarlas. Agarrar seguidamente la parte anterior de los tobillos. Al empujar contra los tobillos, con los pies planos y algo separados, podemos levantar del suelo la espalda, las nalgas y las caderas.

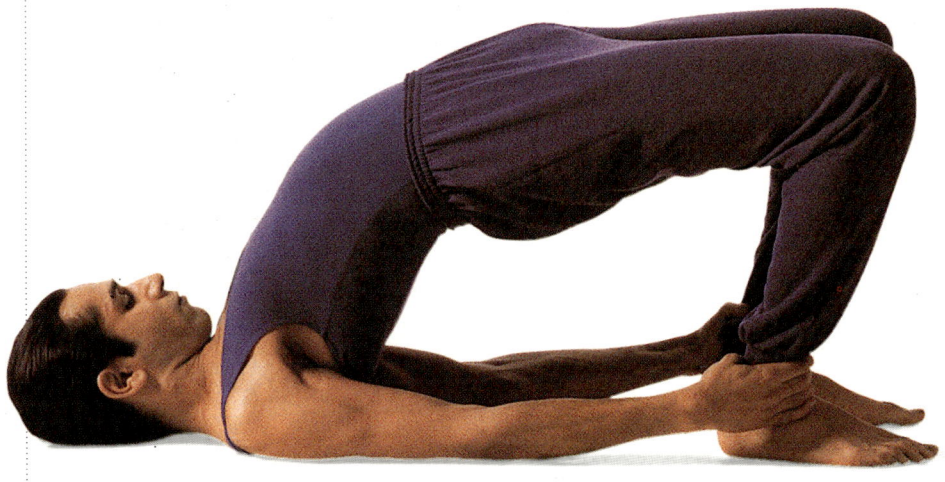

2 Inspirar, inclinando la pelvis hacia adelante y arriba, levantándola al máximo. Respirar profunda y regularmente y mantener la postura todo el tiempo posible.

3 Para terminar, hacer descender la columna, empezando por la parte superior en un movimiento giratorio. Flexionar las rodillas hacia el pecho y después estirar las piernas en el suelo.

APOYO EN LOS HOMBROS Y ARADO

La postura de apoyo en los hombros revitaliza y rejuvenece todo el cuerpo. La del arado es una prolongación de ésta, en la que se llevan los pies hacia atrás por encima de la cabeza hasta tocar el suelo.

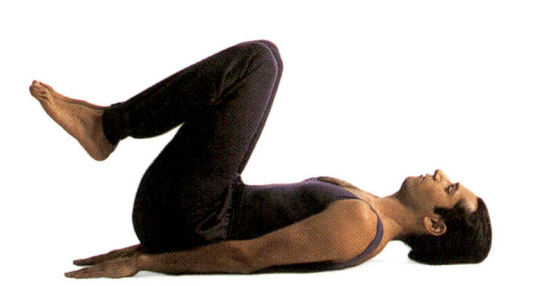

1 Tumbarse boca arriba con las piernas juntas, los brazos a los lados y las palmas mirando hacia abajo. Inspirar, y al mismo tiempo ejercer presión con los brazos para levantar del suelo las piernas, las caderas y los muslos.

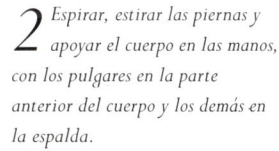

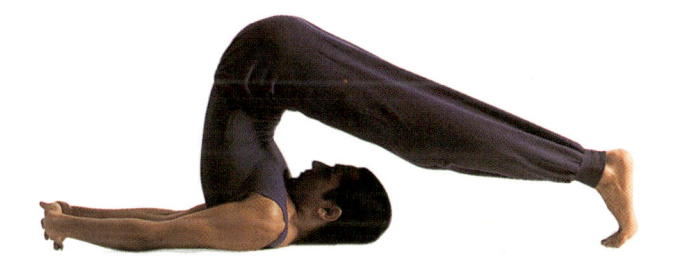

2 Espirar, estirar las piernas y apoyar el cuerpo en las manos, con los pulgares en la parte anterior del cuerpo y los demás en la espalda.

3 Para lograr la postura del arado, al espirar, bajar suavemente los pies hacia el suelo por detrás de la cabeza, llegando a tocar el suelo con los dedos de éstos si es posible.

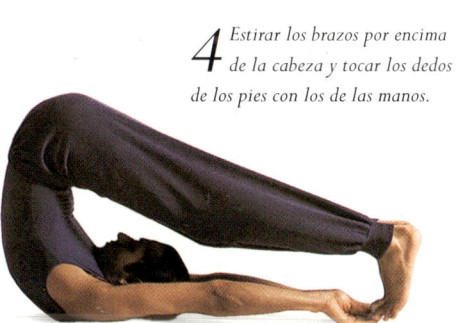

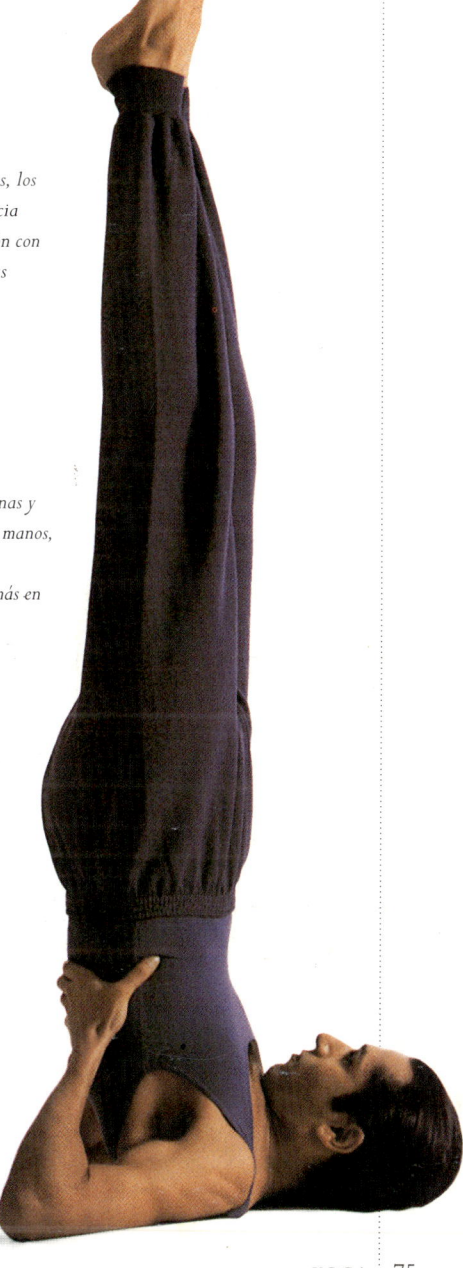

4 Estirar los brazos por encima de la cabeza y tocar los dedos de los pies con los de las manos.

YOGA | 75

Ejercicios para el cuello y la cabeza

Estos ejercicios nos ayudarán a liberar la tensión de los músculos del cuello y los hombros. La tensión en estos músculos puede ser a la vez causa y consecuencia de una tensión mental, y por ello estos ejercicios nos pueden resultar especialmente beneficiosos al final de un duro día o en cualquier momento en que experimentemos tensión. Se pueden realizar en posición de pie, sentada o de rodillas: lo importante es que nos sintamos cómodos y mantengamos la columna recta y vertical. Para obtener los mejores resultados, combinar los ejercicios con una respiración profunda y sin prisas, inspirando por la nariz y espirando por la boca.

1 De frente con el cuello recto, inspirar profundamente; después, espirar por la boca, inclinar la cabeza hacia atrás y soltar la mandíbula para que la boca quede abierta. Repetir el ejercicio varias veces, alternándolo con descanso de la cabeza y el cuello al tiempo que se respira de forma lenta y profunda con las mandíbulas relajadas y la boca ligeramente abierta.

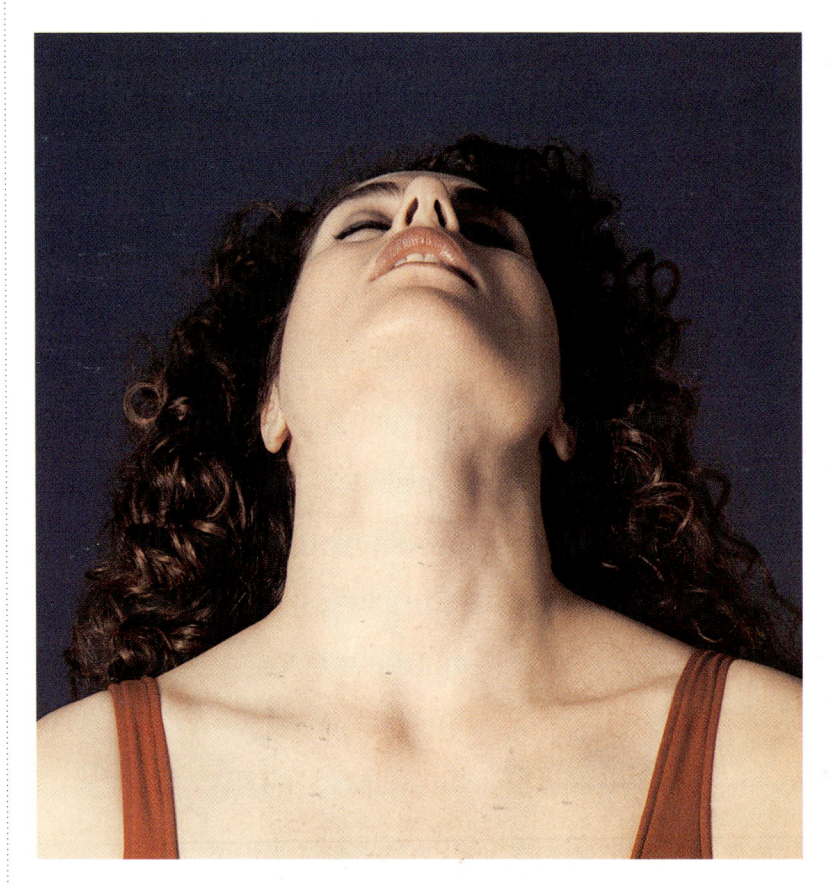

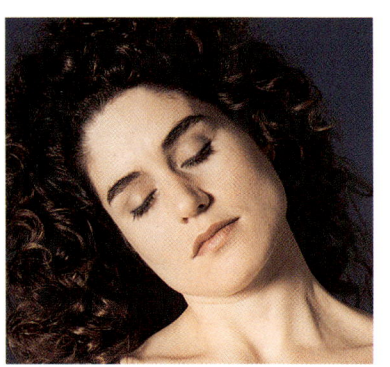

2 Comprobar que la columna esté recta y los hombros al mismo nivel, mover la cabeza primero hacia un lado y luego hacia el otro.

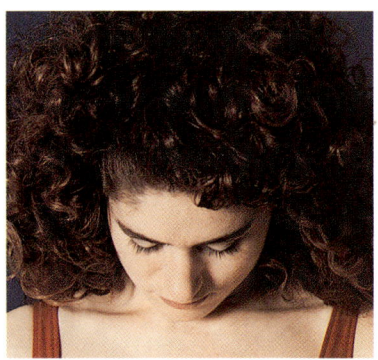

3 Inspirar profundamente, relajar los hombros y espirar, dirigiendo el mentón hacia el pecho para estirar el cuello.

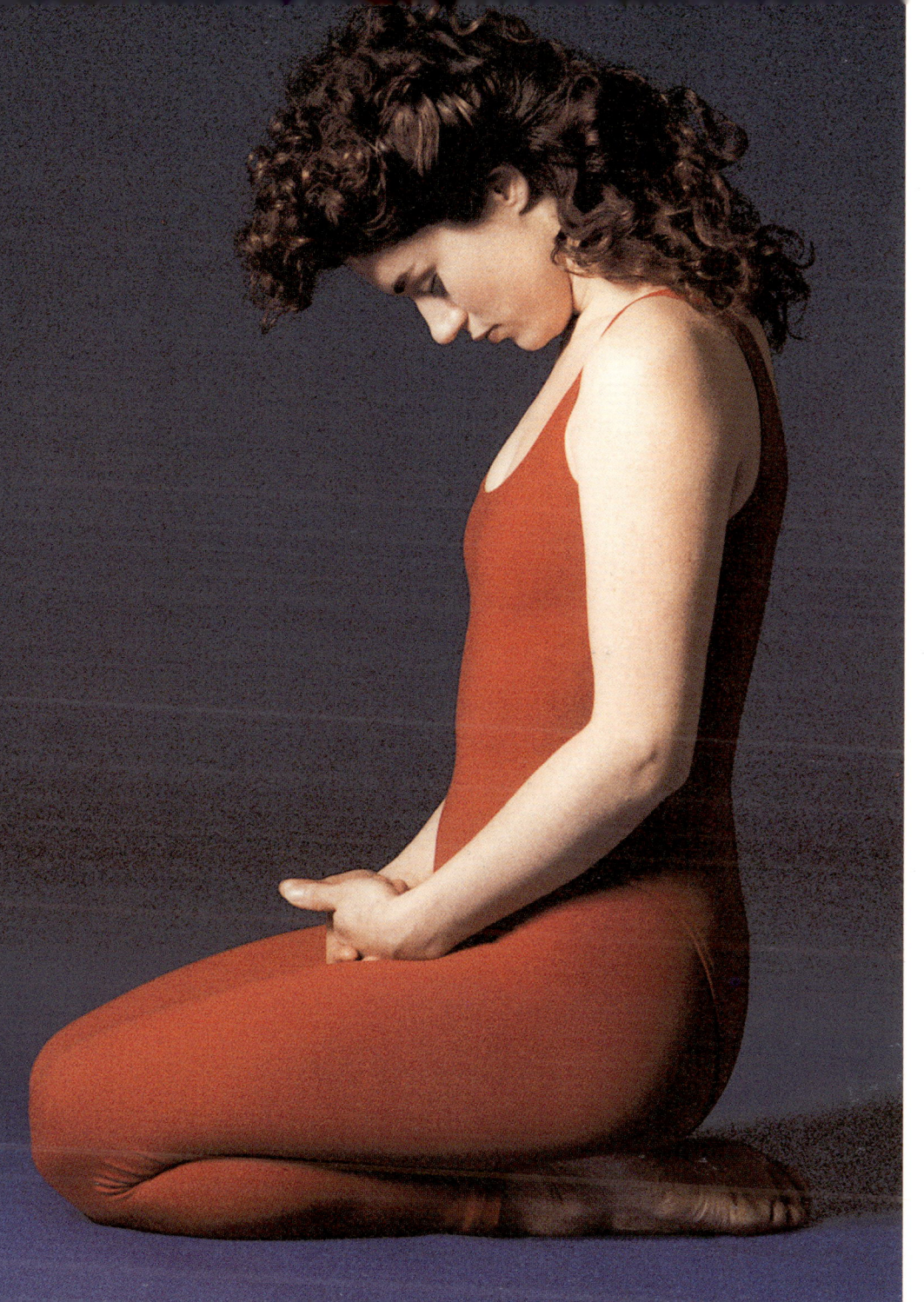

COLUMNA RECTA
Para los ejercicios de cuello y cabeza, situarse en posición de pie, sentada o de rodillas de forma cómoda y relajada. Mantener la columna recta y concentrarse en ejercitar los músculos del cuello y los hombros y en relajar las mandíbulas.

CALMAR LA VISTA
Tras ejercitar los ojos, frotar las palmas de las manos una contra otra para producir calor. Después, colocarlas sobre los ojos cerrados y la oscuridad y el calor tendrán un efecto calmante. Este tratamiento también resulta agradable cuando se tiene la vista cansada tras un duro día de trabajo.

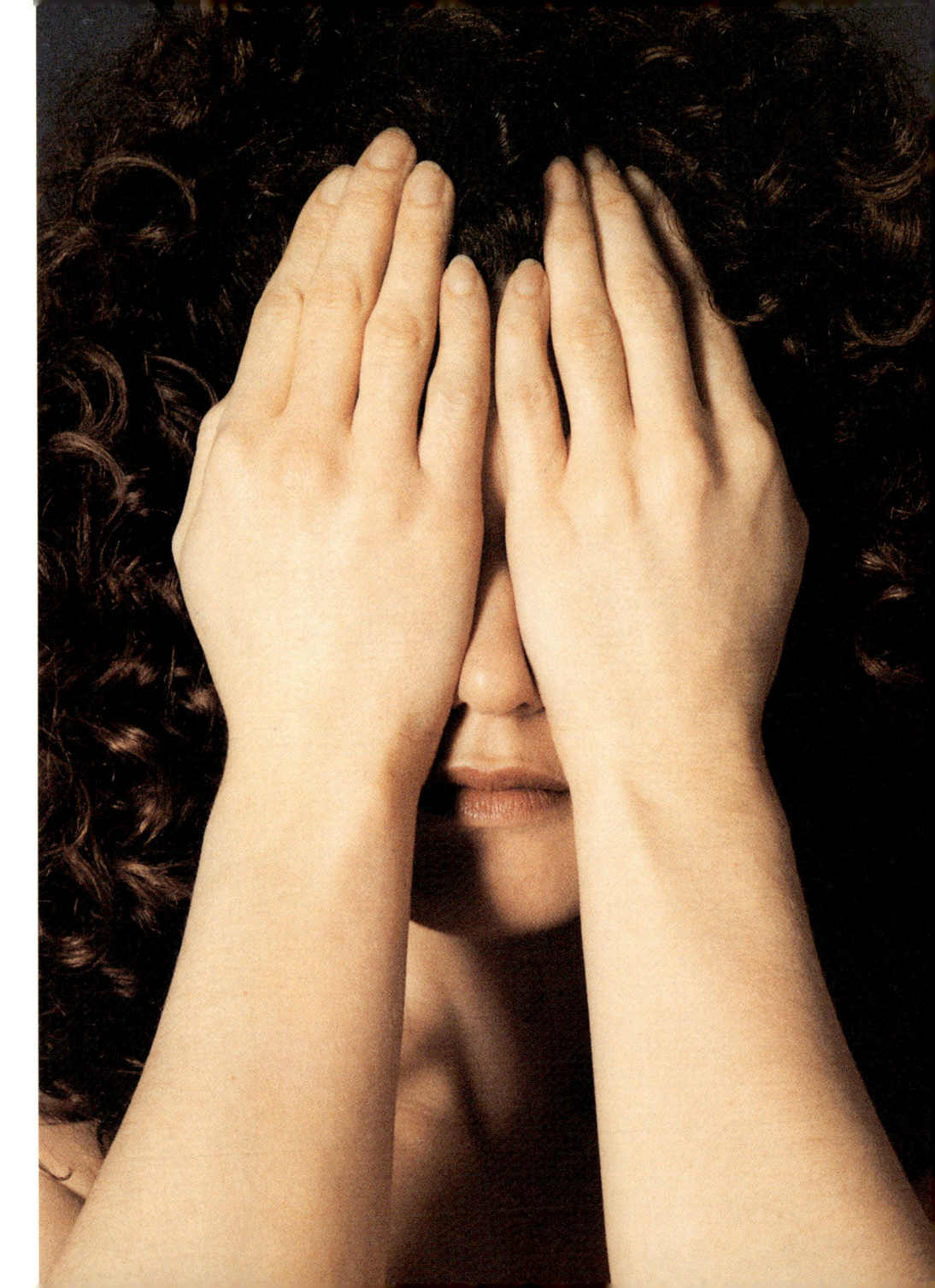

Cara, mandíbulas y ojos

Estos ejercicios se pueden realizar casi en cualquier sitio. Los destinados al rostro ayudan a liberar la tensión de los músculos de la cara y las mandíbulas, y los concernientes a los ojos alivian el agotamiento ocular y pueden mejorar la vista. Antes de efectuar los ejercicios de los ojos, extender un brazo al frente con el pulgar levantado. Concentrarse en el pulgar durante unos momentos y después dirigir la vista lo más lejos posible. Alternar la concentración de la mirada en el pulgar y a lo lejos. Al finalizar los ejercicios oculares, mantener los ojos abiertos y desplazar los globos de los ojos hacia arriba, de modo que sólo se vea el blanco de éstos.

Estos ejercicios se pueden realizar en forma de serie, tal como se muestra aquí, empezando con los de la cara y las mandíbulas y terminando con los de los ojos. Se pueden realizar alternativamente los ejercicios en sí y combinarlos con otros en el orden que deseemos.

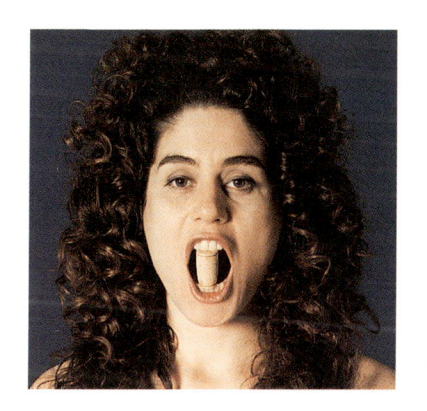

1 Con la boca muy abierta, sosteniendo un tapón de corcho entre los dientes, se estirarán los músculos de las mandíbulas y se liberará la tensión de la cara y el cuello.

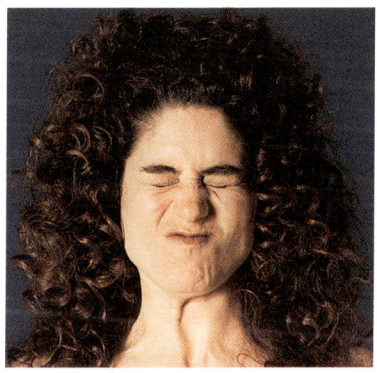

2 Realizar movimientos con la cara y la mandíbula inferior con el máximo de músculos posible. Tensar los músculos frunciendo los labios, cerrando por completo los ojos y tensando la frente.

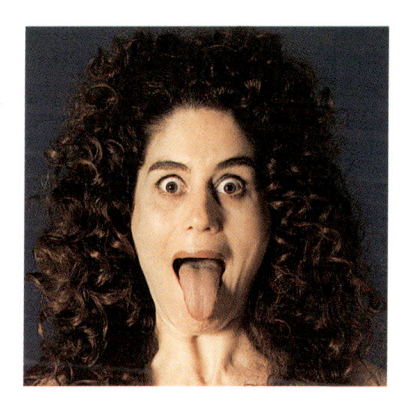

3 Abrir los ojos al máximo; después hacer lo mismo con la boca, sacar la lengua hacia abajo y moverla rítmicamente hacia uno y otro lado.

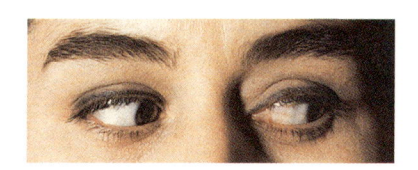

4 Con la cabeza inmóvil, mover los ojos. Empezar describiendo círculos en el sentido de las agujas del reloj, como si los ojos siguieran el recorrido de las manecillas de un enorme reloj.

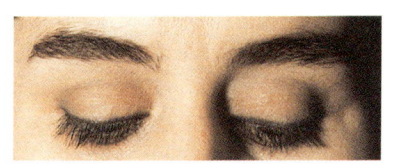

5 En cuanto se hayan descrito unos cuantos círculos, cambiar el sentido y alternar la dirección de la vista hacia arriba y hacia abajo varias veces, también sin mover la cabeza.

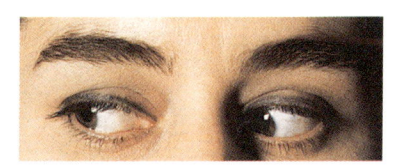

6 Terminar con movimientos de los ojos al azar alrededor de un reloj imaginario; finalmente alternar la mirada a la derecha y a la izquierda varias veces.

DORMIR

Dormir es una función natural y vital que solemos considerar normal. Pasamos aproximadamente una tercera parte de nuestra vida durmiendo; ahora bien, la cantidad de tiempo que dormimos no es tan importante como su calidad.

La mayor parte de nosotros hemos experimentado la sensación de no haber descansado después de una noche de sueño, y la calidad de nuestro sueño se ve afectada por un gran número de factores. Los ciclos y fuerzas de la naturaleza, por ejemplo, y nuestra sensibilidad hacia ellos poseen un considerable efecto sobre nuestra energía física y mental, y una sutil influencia en nuestras pautas diarias, incluido el sueño. Un ejemplo muy claro de ello: en el momento de la luna llena tenemos más energía que en el período de luna nueva. Nuestra situación mental y emocional también afecta al sueño, así como la atmósfera contaminada de la vida urbana y los constantes ruidos de fondo.

PREPARARSE PARA DORMIR

Una comida copiosa, o cenar tarde por la noche, puede inducir el sueño, pero con toda seguridad tendrá un efecto negativo en su calidad. El cuerpo cambia de ritmo por la noche y no puede digerir los alimentos con la misma facilidad que durante el día, por lo tanto las toxinas de los alimentos que no se han digerido bien tienden a bloquear el sistema. Se aconseja esperar tres o cuatro horas entre la cena y acostarse; se puede intentar cenar más pronto —antes de la puesta de sol— cuando la función digestiva es más intensa.

Asimismo, para prepararnos para el sueño debemos despejar la mente de las preocupaciones del día. Relajar el cuerpo completamente y desconectar la mente no resulta tan fácil como parece, por ello el yoga y la meditación constituyen unas herramientas tan valiosas para liberar la mente del parloteo interior sin fin. Con estas técnicas podemos aprender a controlar la mente y el cuerpo, y así evitar que nos controlen a nosotros.

Hacer el amor constituye una forma maravillosa de liberar la tensión, despejar la mente y restablecer la energía corporal. Otra opción consistiría en compartir e intercambiar energía con la pareja simplemente tumbándonos junto en la cama, abrazándonos, disfrutando del olor y el contacto del otro, haciendo el amor sin sexo y después compartir el sueño.

Para obtener el máximo de nuestro sueño podemos realizar ejercicios sencillos para relajar el cuerpo y tranquilizar la mente. Tumbarse boca arriba, en la cama, con los brazos a los lados y las palmas hacia arriba. Inspirar, tensar todos los músculos el máximo posible, notar la tensión, aguantar durante un momento, después espirar soltando un suspiro mientras nos relajamos. Empezar por los dedos de los pies y los pies e ir subiendo por las piernas y el cuerpo, tensando y relajando uno a uno cada grupo muscular, y terminar con los músculos faciales.

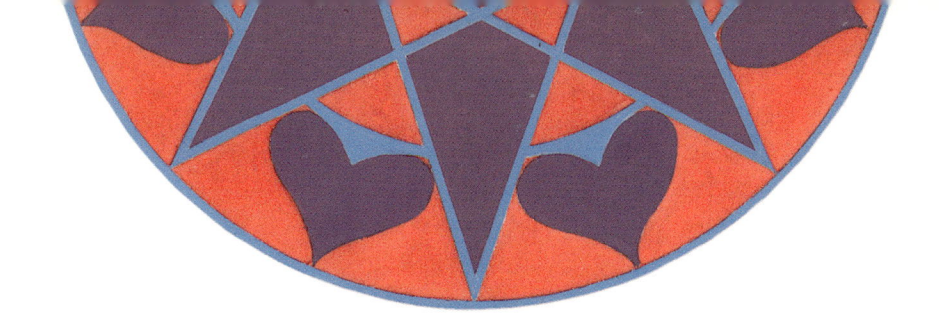

IV

Mente y espíritu

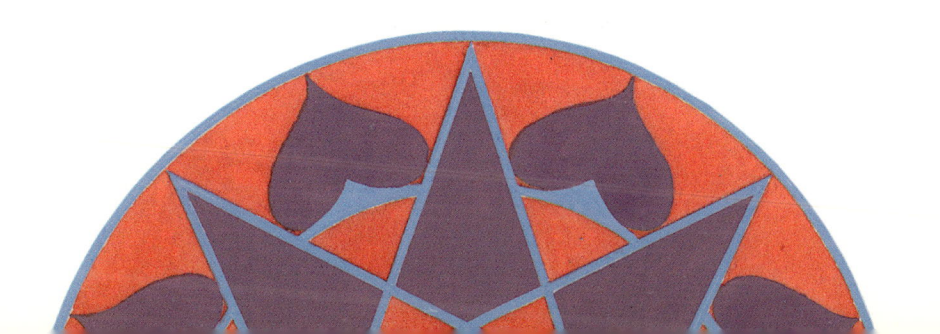

Descanso y renovación

Los antiguos taoístas, al observar la naturaleza, percibieron que las cosas que se movían lentamente tendían a vivir más tiempo y la longevidad se convirtió en una obsesión para ellos. Nosotros, en general, no damos demasiada importancia a la longevidad, pero el ritmo de la vida moderna es tan poco saludable por su rapidez que a todos nos beneficiará una moderación y un retorno a un estado mental y corporal natural y relajado.

Las inexorables presiones de la vida cotidiana tienen graves efectos sobre nosotros a nivel físico, mental, emocional, espiritual y sexual. Uno de los peligros de estas presiones radica en que a menudo no somos conscientes del grado en que nos afecta, a veces resulta que ya es demasiado tarde para actuar con el fin de contrarrestarlas. Ahora bien, existen unos simples pasos que podemos tener en cuenta, a solas o en pareja, para proteger la mente y el cuerpo de una sobrecarga, para liberar el flujo de energía interior y para rejuvenecer la sensualidad. Entre estos pasos cabe citar aprender a relajarse, encontrar el ritmo interior mediante la meditación, emplear la reflexología para infundir energía a los órganos vitales y despertar de forma creativa los cinco sentidos y la imaginación.

Estrés y tensión

> *"Los múltiples colores ciegan, los múltiples sonidos ensordecen."*
> Lao Tzu

El estrés y los trastornos que acarrea se están haciendo cada vez más comunes en nuestra sociedad. Hemos desarrollado, asimismo, una especie de impaciencia crónica, una necesidad de satisfacción inmediata que se refleja en fenómenos como la preferencia por la «comida rápida» en lugar de una comida pausada y en el desconocimiento del placer de hacer el amor sin prisas. El sexo se ha convertido en una mercancía. Casi todo está en venta y durante el acto sexual tendemos a apurarnos por terminar en vez de experimentar cada uno de sus gloriosos momentos mientras se van produciendo. Tenemos que aprender a relajarnos tanto en las tareas cotidianas como al hacer el amor.

Uno de los síntomas más comunes del estrés es la tensión. Ésta agota nuestros recursos energéticos y ocasiona la enfermedad física así como la fatiga y el desequilibrio emocional, ya que la mente y el cuerpo van estrechamente ligados. Cuando sentimos ansiedad, el cuerpo se pone tenso, pero si la mente está relajada, el cuerpo también.

Retenemos la tensión en diferentes zonas del cuerpo, como los músculos de los hombros, cuello, mandíbulas y rostro. Muchas personas no son conscientes de ello y se pasan la vida, incluso cuando duermen, en un estado de tensión física y mental. Resulta esencial dedicar tiempo a relajar la mente, porque constantemente nos bombardean estímulos externos que tenemos que desconectar y encontrar nuestro espacio interior. El yoga y la meditación también favorecen la relajación, y tendrán unos efectos aún mayores si nos relajamos antes de practicarlos.

Técnicas de relajación

Cuando conseguimos relajarnos completamente, todo el ser se revitaliza y rejuvenece. Unos minutos de relajación profunda pueden resultar realmente más positivos que horas de sueño intranquilo, independientemente de la edad y la ocupación. Ahora bien, tenemos que estar verdaderamente relajados: una noche ante el televisor, por ejemplo, no relaja ni el cuerpo ni la mente; de hecho, agota todavía más la energía mental y física.

Liberar la tensión

La relajación se suele conseguir mejor en posición tumbada boca arriba, pero también podemos sentarnos en una silla si nos sentimos más cómodos. Para relajarse en posición tumbada, la postura del cadáver (véase pág. 61) resulta ideal. Una vez en la postura, podemos, de manera sistemática, aislar, tensar y relajar cada grupo muscular del cuerpo, desde los dedos de los pies hasta la cabeza. Cuando lo hayamos realizado, sabremos qué tipo de tensión percibimos en cada parte del cuerpo y cómo liberarla.

Una vez relajados todos los músculos, concentrarse en la respiración. Un ritmo uniforme y una respiración pausada y profunda favorecerán la relajación de la mente. Cerrar los ojos y desvincularse de uno mismo, convertirse en un testigo de la mente y el cuerpo y, al relajarse, imaginar el peso del propio cuerpo ejerciendo presión hacia la tierra, apoyándose completamente en ella y notando el afianzamiento. Soltarse totalmente y dejar que el cuerpo se relaje y que la mente flote en libertad. Para despejar la mente de pensamientos inoportunos, concentrarse en una sola imagen, como un imaginario punto de luz.

Al liberar la tensión muscular y calmar la mente, todo el sistema pasa a un estado de tranquilidad. Con sólo unos minutos de relajación profunda (dediquemos unos 20 minutos o más en total), notaremos unos efectos revitalizantes y rejuvenecedores junto con una paz mental y una nueva vitalidad.

Relajación y acto sexual

Un estado calmado y relajado es el ideal para practicar el yoga y la meditación… ¡y para hacer el amor! Todo va mejor, ya que los sentidos despiertos y las ganas de alcanzar el clímax quedan sustituidos por el deseo de apreciar y saborear cada momento. Practicar la relajación profunda con la pareja y disfrutar de la eufórica energía que transmite, y con calma, la mente despejada y el cuerpo relajado, el acto sexual entrará en otro mundo.

MEDITACIÓN

La meditación, que no consiste en hacer sino en estar, es tiempo que dedicamos a estar a solas y sin que nos molesten, con la mente calmada y concentrada. La tranquilidad interior que produce conlleva un aumento de la espiritualidad, la felicidad y la sabiduría.

La meditación es una de las ramas básicas del yoga (véase pág. 48) y, del mismo modo que las asanas suelen conllevar salud a nivel físico y flexibilidad, facilita asimismo el bienestar físico y espiritual. Existen muchas técnicas de meditación, entre las cuales cabe citar la utilización de mantras en silencio o en voz alta (véase pág. 21), la concentración en una imagen o símbolo o simplemente seguir el proceso respiratorio. Las técnicas de meditación se pueden aprender, pero no se puede forzar un estado de meditación: se produce por sí mismo, cuando es el momento, y cada persona lo experimenta de una forma única.

El goce

Calmar la mente, eliminar el parloteo y los pensamientos incesantes y destinar tiempo y espacio a viajar hacia el interior, al propio universo interior, conlleva muchos puntos positivos y puede resultar infinitamente placentero.

Yo suelo considerar la meditación diaria como una de mis disciplinas, junto con el yoga. Esto implica una lucha interna, porque siempre busco alguna razón o excusa para no realizar la meditación, y después inevitablemente me siento culpable de no haberla hecho.

En una ocasión, sin embargo, encendí una vela, me senté y cerré los ojos. Seguí mi respiración y visualicé mentalmente los pensamientos que se movían en mi mente sin vincularme a ninguno de ellos. Por primera vez experimenté el «estar en» meditación en lugar de «hacer» meditación. Para mí fue la clave, y ahora la meditación constituye un ritual diario que pone una sonrisa en mis labios, una canción en mi corazón y paz en mi mente.

Tiempo para nosotros mismos

Debemos considerar la meditación como una oportunidad de renovar y revitalizar el propio ser. Ya es hora de dejar a un lado lo que nos molesta y ello constituirá una experiencia liberadora de autodescubrimiento.

La meditación también produce unos considerables efectos positivos a nivel fisiológico y psicológico: aumenta la entrada de oxígeno, el ritmo cardíaco y la presión sanguínea disminuyen, el cuerpo descansa y la mente queda despejada.

La meditación no implica ningún esfuerzo y no requiere concentración. Únicamente hay que estar dispuesto a recibir. Todos tenemos la capacidad de hacerlo: no hay que buscar en el exterior sino en nuestro interior.

Ejercicios de meditación

Para desarrollar la capacidad de meditar, destinar unos 20 minutos al día a esta práctica. Desconectar el teléfono, apagar el televisor, el aparato de música o la radio, y buscar un lugar cómodo en la casa donde nos guste sentarnos. Al relajarnos, la temperatura corporal desciende, por lo tanto nos aseguraremos de que la habitación sea cálida. En caso necesario, dispondremos de una manta o un chal a mano para taparnos.

Con la columna recta en una postura cómoda, sentarse en el suelo con las piernas cruzadas o en el extremo de una silla con los pies planos en el suelo. Los yoguis adoptan la *padmasana* o postura del loto, que resulta ideal para la meditación, ya que proporciona una posición equilibrada en la que hay un camino triangular para que fluya el prana (véase pág. 16). Apoyar las manos sobre las piernas con las palmas hacia arriba y adoptar un *mudra* –un gesto de las manos, formando un círculo con el dedo índice y pulgar de cada mano– para canalizar las energías sutiles.

Respiración
Respirar profundamente varias veces como regulación y para encontrar el propio ritmo. Cerrar los ojos e, inspirando y espirando por la nariz, seguir el curso de la respiración. Si entra algún pensamiento en la mente, lo visualizaremos flotando hacia fuera y nos concentraremos en la respiración. No olvidemos que la meditación no implica ningún esfuerzo: simplemente seamos.

Utilizar una vela
Sentarse cómodamente en el suelo o en una silla. Encender una vela y colocarla frente a nosotros. Cerrar los ojos, inspirar y espirar profundamente por la nariz, y después abrir los ojos despacio y concentrarse en la llama de la vela.

Para sintonizar con las pautas de energía y el fluido en el cuerpo sutil, concentrar la mente en cada uno de los siete chakras, empezando por el chakra de la base de la columna. Visualizarlos con su color correspondiente y, al mismo tiempo, repetir el mantra que lleva asociado, ya sea en silencio o en voz alta (véase pág. 19).

La sonrisa interior
Sentarse cómodamente y cerrar los ojos. Dirigir las comisuras de los labios hacia arriba, después transportar mentalmente esa «sonrisa» hacia el interior y dirigirla a los órganos internos. Visualicémoslos sonriéndonos. La acción de infundir energía positiva a nuestros órganos y mostrar gratitud por la tarea que desempeñan forma parte de la de mostrarnos respeto a nosotros mismos.

Concentrarse en los chakras
Colocar las manos en la zona de cada chakra durante la meditación favorece la concentración y refuerza el flujo de energía a través de ellos.

Reflexología

Según la teoría de la reflexología, nuestros pies, manos y órganos sexuales están dotados de terminaciones nerviosas y meridianos energéticos que conectan con los principales órganos del cuerpo. Cuando se aplica presión a estos nervios y meridianos, se estimulan y se infunde energía a los órganos a los que están conectados.

En la acupuntura tradicional china, el cuerpo se ve como una red de líneas meridianas, o canales de energía, próximas a la piel. Estas líneas recorren todo el cuerpo desde la cabeza hasta los dedos de los pies y transportan una energía que armoniza y activa los principales órganos, glándulas y nervios. Cuando la energía fluye en sentido ascendente, se denominan yin, y cuando el flujo de energía es descendente, yang.

La reflexología moderna está más relacionada con el flujo de energía que va desde las terminaciones nerviosas hacia la superficie cutánea y conectada asimismo con los principales órganos. Cuando se ejerce presión en zonas concretas de las manos y los pies —los puntos reflexológicos—, se estimulan y se infunde energía a las funciones de los órganos conectados a esas zonas.

Una presión suave pero firme aplicada en zonas determinadas de las manos y los pies puede tener efectos en la salud al corregir desequilibrios en el flujo de energía y liberar bloqueos de éste hacia las glándulas y órganos internos. Si el receptor experimenta dolor en alguna zona de las manos o los pies en que se ha ejercido presión, suele ser indicativo de un bloqueo o desequilibrio en el órgano correspondiente a esa zona. Un masaje suave y concentrado contribuirá a eliminar el bloqueo. Un masaje más general en las manos y los pies puede favorecer la relajación, estimular la circulación e intensificar la vitalidad.

Pies y manos

Lavar y efectuar un masaje en los pies de la pareja (véase pág. 107) resulta relajante y energizante para ambos. También armoniza el estado de ánimo y constituye la preparación perfecta para hacer el amor. Lavar los pies de la pareja con agua templada y, después de secarlos, untarlos con aceite o crema. Las manos y los brazos están conectados directamente con el corazón, por lo tanto, al realizar el masaje, dirigimos la energía de nuestro corazón a las manos del amante. La presión con los dedos, las caricias, el roce y chupar los dedos de los pies constituyen experiencias estimulantes muy suaves y sensuales tanto para el que las hace como para el que las recibe. Dedicar el mismo tiempo a cada uno de los pies, incluyendo la parte superior, los dedos, las plantas, los talones y el tendón de Aquiles, efectuando un masaje con crema o aceite de base vegetal (véase pág. 103).

Al realizar un masaje en las manos, dedicar también la misma atención a las dos, incluyendo las muñecas, y utilizar una crema o aceite. Hacer el masaje en las palmas y los pulgares, cada nudillo y cada dedo, las puntas y la zona entre los dedos. Entrelazar los dedos con los de la pareja, palma contra palma, y girar suavemente la mano para que el masaje llegue a las muñecas, después acariciar ligeramente la palma, la muñeca y la parte interior del brazo. Hacerse un masaje en las propias manos es sencillo y podemos practicar la reflexología en nuestros pies caminando descalzos sobre superficies naturales desiguales.

GENITALES

Los genitales también cuentan con puntos reflexológicos y éstos se estimulan y reciben masaje durante el coito y el placer individual (véase pág. 141). En las enseñanzas sexuales tántricas y taoístas se presentan posturas específicas para que la energía sexual circule por todo el cuerpo. Los puntos reflexológicos de las manos y los pies también se utilizan al hacer el amor para canalizar y hacer circular la energía. Se puede intensificar su efecto por medio de los bandhas (véase pág. 55) para no perder la energía que fluye.

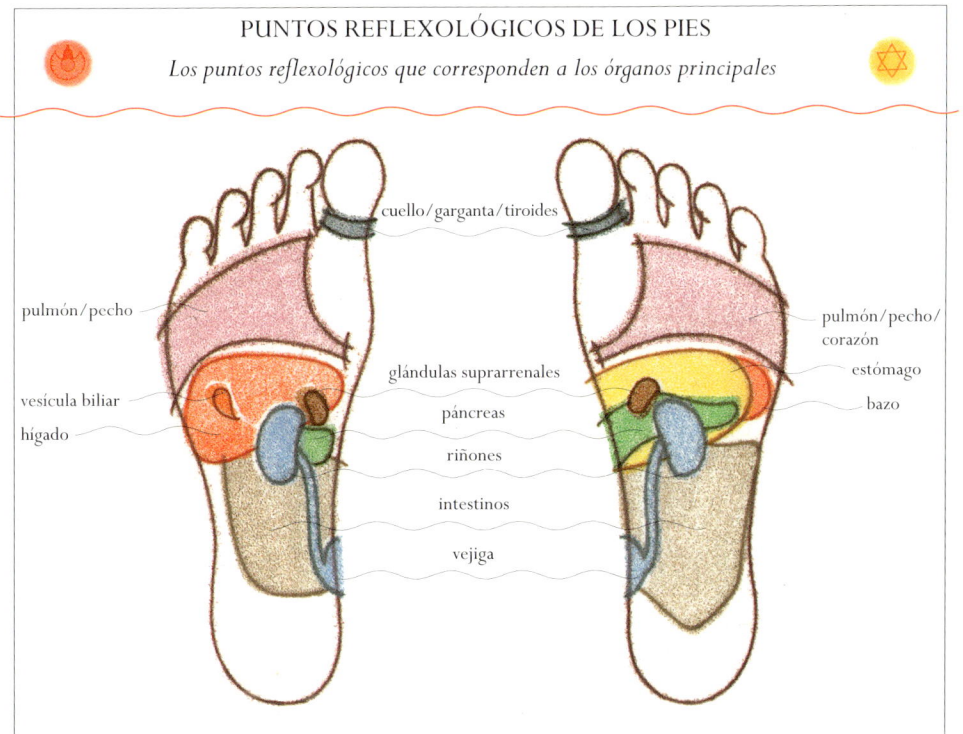

PUNTOS REFLEXOLÓGICOS DE LOS PIES
Los puntos reflexológicos que corresponden a los órganos principales

- cuello/garganta/tiroides
- pulmón/pecho
- vesícula biliar
- hígado
- glándulas suprarrenales
- páncreas
- riñones
- intestinos
- vejiga
- pulmón/pecho/corazón
- estómago
- bazo

PUNTOS REFLEXOLÓGICOS La forma de la mayor parte de puntos reflexológicos de las plantas de los pies se parece a la del órgano interno al cual está conectado. Para hacernos una idea de los toques y movimientos empleados para estimular esos puntos, acudiremos a un reflexólogo profesional.

Despertar los sentidos

El Prana Upanishad, *antiguo texto hindú, afirma que el cuerpo mantiene su unidad y apoyo en la vida por medio de cinco elementos: tierra, agua, fuego, aire y espacio, o* akasa. *Cada elemento domina uno de los sentidos: la tierra domina el sentido del olfato; el agua, el gusto; el fuego, la vista; el aire, el tacto; y el espacio, el oído.*

Al igual que establecen relaciones con los cinco sentidos, los elementos, o *tattvas*, lo hacen también con un chakra concreto (véase pág. 19). La tierra se conecta con el chakra de la base de la columna, el agua con el chakra del sacro, el fuego con el plexo solar, el aire con el corazón y akasa con la garganta. A los chakras de la frente y la coronilla no se les suele asignar ningún elemento.

Cada elemento tiene su propio símbolo, color e incluso sabor. El fuego, por ejemplo, se representa mediante un triángulo rojo y es acre y picante, el aire se simboliza con un óvalo verde y posee un sabor astringente. Entre otras características de los elementos cabe citar los deseos que se dice que provocan o incitan y las actividades que se considera que apoyan.

En la tradición taoísta también se configura un sistema de elementos —las cinco actividades elementales—, pero los elementos son diferentes y poseen atributos distintos. Los cinco elementos taoístas son la madera, el fuego, la tierra, el metal y el agua, y se relacionan con sentidos y partes concretas del cuerpo. La tierra, por ejemplo, se relaciona con el sentido del gusto, con el bazo y el estómago. También se corresponde con la saliva, la obsesión, el clima húmedo, el verano y el color amarillo.

Al metal se asocian el sentido del olfato, los pulmones y el intestino grueso, el clima seco, el otoño y el color blanco.

El sexo y los elementos

En la perspectiva tántrica, durante el acto sexual se crean en el cuerpo los cinco elementos, y los textos de medicina oriental afirman que las secreciones sexuales cambian según el predominio de un elemento concreto.

Al establecerse armonía de lo masculino y lo femenino se producen los elementos, se desarrollan y, finalmente, surgen: a través de los órganos sexuales experimentamos la tierra, las secreciones que fluyen son el agua, el fuego se enciende por la fricción y pasión del acto sexual, el aire surge de los movimientos, y espacio del éxtasis. Mediante el acto sexual, y el disfrute y percepción de todos los sentidos, los elementos se equilibran y armonizan: el elemento femenino del agua, el yin, enfría el fuego masculino del yang, y se hace posible la vida.

Estimulación sensorial

Nuestros sentidos, no obstante, se aletargan con gran facilidad y hay que despertarlos de

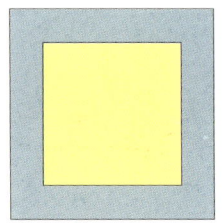

Tierra
forma: **cuadrado**
color: **amarillo**
chakra: **base de la columna**
sabor: **dulce**
deseo: **supervivencia**
actividad: **coleccionismo**
naturaleza: **estable**

vez en cuando; al estimular los sentidos aletargados de la pareja, uno y otro pueden vivir una liberadora aventura sensorial. Utilizaremos la imaginación para llevar al amante hacia nuevas cimas de goce sensorial, estimulándole a probar algo que les es familiar de una forma poco corriente.

Al vendar los ojos, por ejemplo, bloqueamos un sentido, y ello puede ayudar a avivar los demás. Comemos primero con la vista, de modo que podemos experimentar el acto de comer de una forma nueva si alguien nos proporciona unos sabrosos bocados de algo que no vemos.

Los ejercicios de estimulación sensorial están pensados para fomentar un sentido más profundo de confianza e intimidad en el seno de la pareja. Quien ofrece dedica toda la atención al receptor mientras emplea la imaginación para despertar sus sentidos. El objetivo consiste en equilibrar y armonizar los cinco elementos. Los textos de yoga aconsejan utilizar las imágenes mentales y el control respiratorio, así como la contemplación del color, la forma y el sabor vinculado a cada uno de ellos, para concentrar cada elemento en el chakra del corazón y después canalizarlo hacia zonas precisas del cuerpo físico y sutil.

Los ejercicios resultarán más efectivos si se realizan como ritual. Empezar preparando el espacio, decidir quién ofrece y quién es receptor (o bien hacerlo por turnos), y mostrar respeto hacia la otra persona y hacia el espacio, íntimo y sagrado.

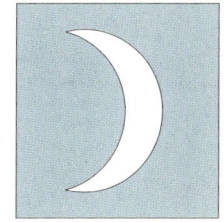

AGUA
forma: **cuarto creciente**
color: **blanco**
chakra: **sacro**
sabor: **salado**
deseo: **reunión**
actividad: **paz**
naturaleza: **tranquila**

Ejercicios de estimulación

Preparar diferentes alimentos y bebidas y utilizar las manos o la boca para ofrecérselos a la pareja. Dejar que perciba el olor y la textura del alimento antes de probarlo o que note su tacto al rozar sus labios. Otra opción sería vendar los ojos de la pareja y acercarle objetos para que los toque, los saboree y perciba su aroma.

Despertar el sentido del olfato tentando a la pareja con el aroma de una flor o el perfume del incienso. Colocarle aceites aromáticos o perfumes junto a la nariz y percibir sus sutiles efectos: los diferentes aceites esenciales (véase pág. 103) provocan respuestas físicas y emocionales de distinto tipo e intensidad.

Para estimular el sentido del oído, en primer lugar efectuaremos un masaje en las orejas con los dedos índice y pulgar, después las mordisquearemos, las lameremos y chuparemos. Todo ello acompañado por una suave respiración y suspiros en cada oreja, emitiendo después otro tipo de sonidos desde distintos puntos de la habitación.

Finalmente, ambos pasarán a algunos ejercicios centrados en los ojos (véase pág. 79), se sentarán al acabar y se mirarán fijamente a los ojos, como si fuera la primera vez. Percibir los colores, formas, el espacio, la luz y las sombras, y retener los detalles como si fuéramos a reproducirlos en un lienzo. Adquirir conciencia de lo que se refleja mutuamente y de cómo nos hace sentir lo que vemos.

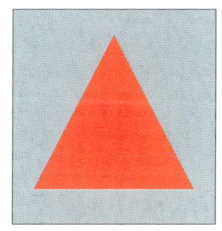

FUEGO
forma: **triángulo**
color: **rojo**
chakra: **plexo solar**
sabor: **picante, acre**
deseo: **éxito**
actividad: **trabajo**
naturaleza: **exaltada**

Juegos festivos

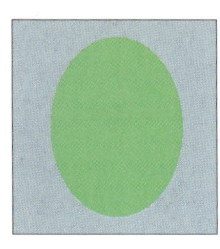

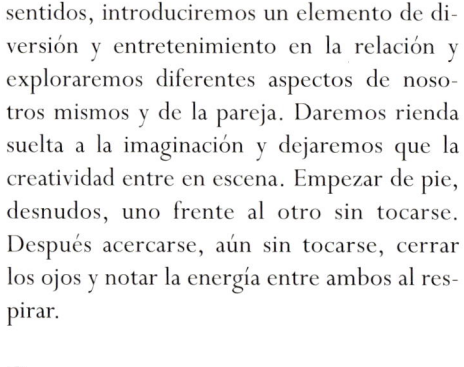

Como parte del proceso de despertar los sentidos, introduciremos un elemento de diversión y entretenimiento en la relación y exploraremos diferentes aspectos de nosotros mismos y de la pareja. Daremos rienda suelta a la imaginación y dejaremos que la creatividad entre en escena. Empezar de pie, desnudos, uno frente al otro sin tocarse. Después acercarse, aún sin tocarse, cerrar los ojos y notar la energía entre ambos al respirar.

Olfato
Mantener los ojos cerrados y explorar al otro con la nariz. Oler el pelo y las sienes de la pareja, después la nuca, la zona entre los pechos, las axilas, la parte inferior de la espalda, los genitales, la parte trasera de las rodillas y los pies. Percibir las sutiles diferencias en el olor cutáneo de una zona a otra y los efectos que nos produce.

Movimiento y sonido
Seguidamente, colocarse uno frente a otro y, con la máxima precisión, imitar los movimientos, las expresiones faciales y las pautas respiratorias del otro. Moverse después alrededor de la otra persona, primero andando y luego a gatas. Expresarse a través de sonidos, pero sin hablar: imitar a un animal en sus movimientos, en sus juegos, emitiendo sonidos.

Gusto y tacto
Experimentar utilizando la lengua. Lamer suavemente y saborear diferentes partes del cuerpo de la pareja, incluyendo la cara y las extremidades, y descubrir las diferencias de textura y sabor de la piel según la zona del cuerpo. Hacer que resulte divertido y ser consciente de las reacciones de la pareja.

Seguidamente, con los ojos cerrados o vendados, utilizar el sentido del tacto para explorar el cuerpo de la pareja con minucioso detalle. En este estadio no se debe realizar masaje alguno, pues se reservará para más tarde; hay que aprovechar esta exploración táctil como una oportunidad para «ver» a la pareja mediante el sentido del tacto. Emplear la sensibilidad de las puntas de los dedos para trazar el contorno de los labios, para recorrer las pestañas y para notar la textura de la piel.

En todos estos juegos hay que ser creativo, dejar que salga el niño que llevamos dentro y, de una forma desinhibida y sensual, imaginar que experimentamos las maravillas de los sentidos por primera vez.

Aire
forma: **óvalo**
color: **verde**
chakra: **corazón**
sabor: **astringente**
deseo: **movimiento**
actividad: **tareas**
naturaleza: **inquieta**

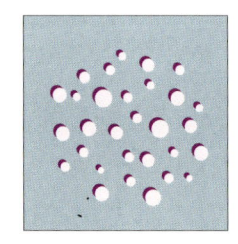

Akasa
forma: **abstracta**
color: **violeta**
chakra: **garganta**
sabor: **amargo**
deseo: **soledad**
actividad: **pensamientos**
naturaleza: **vacía**

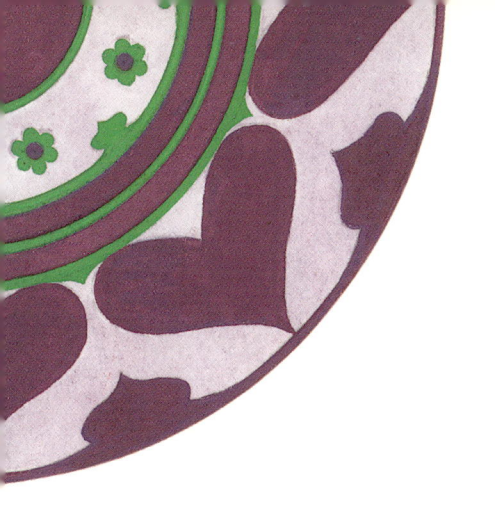

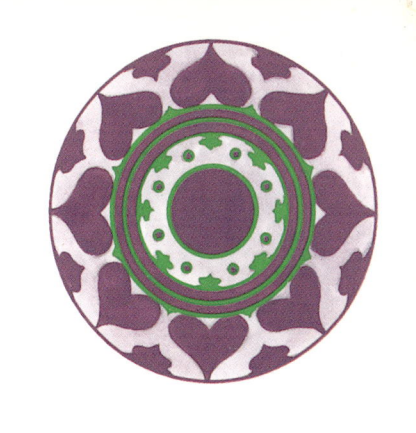

V

La preparación para el amor

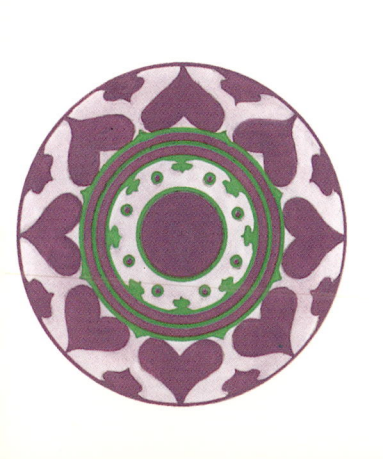

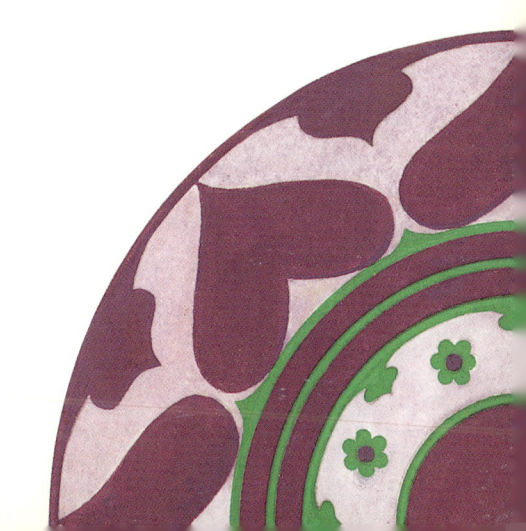

CREAR EL AMBIENTE

Al preparar el espacio y crear una armonía entre ambos de la que se tenga plena conciencia, la atmósfera y nosotros mismos nos cargamos de una energía que resulta esencial si se desea intensificar la experiencia del acto sexual. Con el estado de ánimo adecuado nos abrimos para establecer unos vínculos más profundos de confianza, intimidad y alegría con la pareja.

La mayor parte de nosotros, sobre todo los que vivimos en ciudades, llevamos un ritmo de vida muy acelerado y nos hallamos constantemente sometidos al estrés. Nos vemos, además, bombardeados por estímulos exteriores superfluos. Éstos nos alejan de la naturaleza y en nuestra lucha contra ellos los sentidos se van apagando de forma gradual. A consecuencia de la tensión y de la degradación sensorial, el acto sexual se convierte en algo aburrido y rutinario, y dejamos de disfrutarlo porque nos falta energía y entusiasmo.

Si el acto sexual se ha convertido en una especie de obligación, en algo poco atrevido, o incluso ha desaparecido de nuestra vida, las pautas que se presentan en las siguientes páginas nos ayudarán a reavivar la llama de la pasión. Veremos la manera de volver a conectar con nuestros orígenes divinos y descubrir nuestro verdadero ser, de convertir el acto sexual en una experiencia que implique a la vez el cuerpo y la mente, y comprobaremos que el contacto físico sin penetración puede constituir una experiencia estimulante y erótica.

PREPARAR EL ESPACIO

> *"La aplicación de los medios adecuados se podría decir que es la forma de conseguir todos nuestros fines."*
> KAMA SUTRA

Entre las diferencias que existen entre el hombre y la mujer, cabe tener en cuenta la forma en que responden a la estimulación. En la mayoría de casos el estímulo sexual masculino más fuerte es visual; la mujer, en cambio, es más probable que reciba la estimulación a través del espacio y el ambiente que crean la música, la iluminación, los olores y los colores.

De todas formas, a todos nos afecta el entorno, por lo tanto al crear un espacio sagrado para hacer el amor, creamos a la vez el ambiente. La preparación de este espacio sagrado —ya sea una habitación de la casa, el apartamento o un lugar al aire libre— pasa a ser la preparación para un culto, un ritual amoroso de adoración en el que vamos a reverenciar nuestro origen divino y nuestra divinidad interior.

El acto consciente de preparar el espacio protegerá el culto, lo limpiará y purificará. La atmósfera se cargará de energía positiva y los dos componentes de la pareja la absorberán y transformarán en el acto sexual.

La preparación del cuerpo

Elegiremos el momento para realizar el acto sexual y su correspondiente preparación cuando estemos seguros de que nada nos molestará y cuando nuestra energía se halle en equilibrio y armonía con la de la pareja. Después de preparar el espacio, pasaremos a estimular los sentidos y los cuerpos sutiles (véase pág. 16) manifestando externamente lo que sentimos por el otro. Estas manifestaciones incluyen la ornamentación del cuerpo, la danza, el baño, el masaje, todo lo que nos preparará a nivel físico, emocional y psicológico para la liberación a través del éxtasis sexual.

Mediante la utilización de rituales podemos elevar lo mundano a un plano espiritual con plena conciencia y creatividad, activando sensaciones mutuas de amor y alegría. Todo ello nos proporcionará la oportunidad de olvidar quiénes somos, de dejar a un lado los diversos papeles que conforman nuestra existencia humana y de propiciar que surjan el dios y la diosa que llevamos dentro.

Baño y masaje

El baño juntos, enjabonar, enjuagar al otro, se puede convertir en un acto ritual de limpieza y purificación. Podemos preparar un baño caliente, con todo lujo de detalles, aceites aromáticos y un jabón que produzca una deliciosa espuma, o tal vez prefiramos bañarnos en agua fría, cuyo efecto es revitalizante y tonificante para el cuerpo y la mente.

Al efectuar y recibir un masaje como preparación para el acto amoroso, exploramos y acariciamos cada centímetro del cuerpo de la pareja y veneramos su forma física. Preparar un aceite de masaje sensual (véase pág. 103) y untar a la pareja con él, después utilizar la caricia con las manos para estimular y relajar su cuerpo y para armonizar las energías. Una vez finalizado el masaje, intercambiar los papeles de modo que seamos nosotros quienes recibimos el masaje.

Utilizar la creatividad

Se puede intensificar en gran manera el acto amoroso con alguna representación creativa, vestidos especiales, ornamentación del cuerpo y la cara, bailando y cantando. Utilizar la imaginación para dar vida al dios y a la diosa que llevamos dentro (véase pág. 96), así las deidades bailarán en unión, expresando los sentimientos y deseos eróticos a través del gesto y el movimiento. Con ello liberaremos las energías vitales y estimularemos su circulación por el cuerpo, intensificando la sensación de intimidad y armonizando los estados de ánimo.

Todos nosotros somos capaces de conectar con la imaginación del otro y utilizar la sintonía para la preparación de una actuación creativa esencial. Cuando vemos a la otra persona como el dios o la diosa más bellos del universo, la unión se convierte en una celebración y en la veneración de los eternos principios masculino y femenino. Preparar el ambiente se basa en las esenciales caricias preliminares, despertar los sentidos, el cuerpo y la mente a nuevas experiencias. No hay ninguna prisa y la paciencia en las caricias preliminares nos brinda su recompensa.

Rituales en el acto amoroso

A pesar de que pocos les conceden importancia, los rituales forman parte de la vida cotidiana y van desde lo más corriente, como vestirse, hasta los ritos más singulares del nacimiento, la muerte y el matrimonio. Mediante el ritual, el acto se centra y enfoca, y al convertir el acto amoroso en un ritual, se intensifica la conciencia espiritual y se nos ofrece la oportunidad de vivir la atemporalidad, la abnegación y la unicidad con el universo.

Un ritual no es tanto lo que hacemos como la intención que hay detrás de ello: si realizamos un acto con plena conciencia y este conocimiento, éste se convierte en un ritual. El empleo del ritual ha sido, y continúa siendo, un aspecto básico de mi preparación tántrica y ha pasado a formar parte de mi vida cotidiana, abriéndome a la realidad de que cada momento es sagrado, una celebración de la vida.

Los ritos y rituales sexuales existen en muchas tradiciones antiguas y se utilizan con gran variedad de fines. Algunos rituales, por ejemplo, se utilizan para liberar emociones, para transformar y eliminar aspectos no deseados de nuestra naturaleza. El ritual se puede emplear como vía de expulsión de las energías negativas y como medio para equilibrar las energías interiores femenina y masculina.

La energía fluye hacia dentro, hacia fuera y a nuestro alrededor. No existe separación, formamos parte de ella, y cuando se presta atención a un acto con concentración, como durante un ritual, conectamos con la energía de forma que se intensifica nuestra percepción. Los rituales nos ofrecen la oportunidad de expresar los aspectos ocultos y reprimidos de nuestra naturaleza en un espacio íntimo y sagrado. Ayudan a equilibrar las energías en nuestro interior y en relación con la pareja, y crean la base de una confianza mutua y la idea de lo sagrado.

Para los seguidores del tantra y los taoístas, el ritual de hacer el amor es esencial para alcanzar la libertad y la iluminación a través de la conciencia de uno mismo. Podemos adoptar muchos elementos de esos antiguos rituales e incorporarlos al acto amoroso actual. El baño, el yoga, la respiración, el masaje, la meditación, el intercambio de energía y la creación de un espacio sagrado constituyen rituales que nos preparan para la nueva y revitalizadora experiencia de hacer el amor.

Por medio del ritual en el acto sexual veneramos diferentes aspectos de nosotros mismos y de la pareja de una manera ceremonial. Ello implica en parte ceder a las divinidades que llevamos dentro, trascendiendo nuestra personalidad y existencia física para percibir el papel de la energía en el cuerpo sutil, siendo nuestros cuerpos y el sexo los vehículos para la transformación.

Planificación del ritual

Cuando el ritual de hacer el amor se planifica con antelación funciona mejor. Elegir una fecha y una hora en que podamos estar a solas y sin que se nos moleste; sintonizar con la energía de la pareja al menos con 48 horas de antelación, por ejemplo, practicando el yoga y la meditación juntos y comiendo los mismos alimentos.

Los textos hindúes aconsejan que los mejores momentos para el ritual de hacer el amor coinciden con la luna llena o los solsticios de invierno y verano (pero hay que evitar el exceso de estimulación, ya que en esos momentos los niveles de energía son muy elevados). Recomiendan, asimismo, que las mejores horas para hacer el amor son entre las siete de la tarde y la medianoche, y entre la medianoche y las dos de la madrugada.

Realización del ritual

El ritual de hacer el amor puede resultar divertido y alegre, y constituye una excelente forma de celebrar el acto sexual con una persona por primera vez o de revitalizar una relación duradera. Utilicemos las siguientes sugerencias como estructura para el ritual o inventemos otras fórmulas: un ritual no tiene que tener necesariamente una forma concreta, por lo tanto, ¡seamos creativos, naturales y disfrutemos!

Tras haber preparado el espacio sagrado (véase pág. 100), bañarse juntos y eliminar simbólicamente toda la energía negativa o no deseada de los cuerpos físico y sutil. El hombre debería untar diferentes partes del cuerpo de su Sakti (véase pág. 14) con aceites aromáticos, como jazmín, rosa, sándalo y almizcle. Ella ayudará a estimular el chakra de la base de la columna (véase pág. 19), cuyo elemento, la tierra, se asocia con el sentido del olfato.

Seguidamente, nos podemos pintar mutuamente el rostro, o bien el hombre puede colocar simplemente un punto rojo entre las cejas de su Sakti para señalar y iniciar la abertura del «tercer ojo». Después sentarse cara a cara, estrecharse las manos, respirar juntos y sentir cómo circula la energía entre los dos por medio del contacto de las manos. Conseguir que la respiración se convierta en un suave susurro o bien elegir un mantra y repetirlo en voz alta o en silencio.

El hombre puede acariciar y besar de forma ritual el cuerpo de su Sakti o utilizar el sonido para hacer vibrar sus diferentes partes, y ella puede realizar una danza ritual para su Siva (véase pág. 14) como forma de iniciación erótica y sensual hacia un elevado nivel de trascendencia. Se puede optar por intercambiar presentes rituales o efectuar una declaración verbal. Tomémonos el tiempo necesario, saboreando cada momento y observando y tocando al amante como si se tratara de la primera vez. Finalmente, cuando Sakti está a punto para recibir a Siva, él debe reverenciar su cuerpo como un templo sagrado y pedir permiso antes de entrar.

En ese momento somos el dios y la diosa que reinan en el paraíso que hemos creado en nuestro espacio sagrado, exentos de preocupaciones terrenales, temores y dudas, y experimentamos la unión divina de Siva y Sakti.

Las deidades interiores

Mediante la adoración del dios y la diosa que llevamos dentro, los dos componentes de la pareja veneran y despiertan la divinidad interior. Hay que reverenciar el eterno principio femenino encarnado por el hombre y el eterno principio masculino encarnado por la mujer, sabiendo que nos encontramos a nosotros mismos en el otro.

Independientemente de la forma, la adoración ayuda en la concentración mental, en la canalización de energía (véase pág. 128) y recuerda al adorador su origen divino. El acto sexual se convierte en un acto sagrado, un acto de adoración, cuando se ve el cuerpo como un templo sagrado, un lugar donde conectamos de nuevo con la naturaleza primigenia y nuestro auténtico yo.

Imaginad que la pareja es un dios o una diosa con vida. ¿Cómo nos comportamos ante su divina presencia? ¿Cómo hacemos el amor con un dios o una diosa? ¿Cómo nos ofrecemos para ser su sirviente? La respuesta radica en la espontaneidad, en dar rienda suelta a los dictados del corazón: no debemos someternos a la voluntad de un ser superior sino actuar siguiendo el auténtico deseo de amar y servir.

Cuando hacemos el amor como acto de adoración, debemos cerrar los ojos y olvidar quién somos. Olvidar la cara, la edad, la historia, las creencias; olvidar dónde estamos y dejar pasar el tiempo. Ese acto es el regalo que nos dedicamos a nosotros mismos y a la pareja, así pues mostraremos con naturalidad nuestra verdadera naturaleza: nuestro aspecto divino.

Deidades manifiestas

El primer paso consiste en exteriorizar al dios o diosa que llevamos dentro. Recurrir a la imaginación para crear un ambiente de fantasía en el que nos encontremos y unamos con el personaje interior misterioso y extraño que guarda los secretos del arte y los misterios del amor, un lugar donde ambos experimentemos la eternidad. Visualicémonos como el dios o la diosa, pongamos de manifiesto esa deidad en la posición, la respiración y la expresión. Podemos intensificar los efectos con los vestidos (tejidos suaves y naturales que envuelvan el cuerpo), las joyas y los productos cosméticos.

Abrir bien los ojos para conectar con el dios o la diosa en que se ha convertido el otro, como si lo viéramos por primera vez. Admirarlo, tocarlo y acariciar amorosamente las diferentes partes de su cuerpo en un acto de devoción y veneración.

Hay que mostrarse creativo, alegre y lúdico. Ver la forma del cuerpo de la pareja como un yantra (véase pág. 129), explorarse y acariciarse mutuamente como un acto de devoción y veneración, y dejar que todos los sentidos cobren vida en presencia del dios o la diosa que encarna el otro.

Descubrir el yo verdadero
Al expresar nuestros aspectos divinos al hacer el amor, los dos podemos encontrar nuestro yo verdadero y mostrarlo a la pareja.

Utilizar palabras amables y simples gestos para transmitir amor y respeto a la otra persona, por ejemplo, con las manos juntas en señal de oración, cerca del corazón. Inclinar las cabezas con espíritu humilde y de gratitud, venerando y adorando la divinidad de forma recíproca.

Magia sexual

Como dios y diosa poseemos un potencial ilimitado para crear magia sexual. Todos somos capaces de jugar varios papeles sexuales vinculados a cada aspecto de la emoción humana y de expresar y personificar diferentes arquetipos o pautas innatas de conducta.

Al desempeñar un papel, el amante tiene la oportunidad de representar todos los arquetipos presentes en la psique humana, los cuales suelen reprimirse y existe la necesidad de expresarlos. Con conciencia, sensibilidad y concentración se consigue que las experiencias extáticas estimulen una percepción más intensa del mundo, así como de los diversos niveles de existencia.

Todo ello puede fomentar el desarrollo de la visualización del dios o la diosa interior, conformando ambientes eróticos que ilustran la interacción entre las dos deidades. Asimismo, podemos intercambiar los papeles con la pareja para explorar los polos opuestos internos.

Intercambio de papeles

El intercambio de papeles resulta ideal para conectar y expresar la energía interior femenina o masculina. La mujer puede imaginar que el pene de su amante es suyo y expresar sus cualidades masculinas, desempeñando el papel activo, mientras que el hombre puede conectar con sus cualidades y aspectos femeninos, desempeñar el papel pasivo y dejar que la pareja tome la iniciativa. Experimentar también con otros papeles sin vergüenza ni inhibición; ahora bien, hay que ser sensible a la energía de la otra persona y mantener la mutua armonía mientras se intercambian los papeles activo y pasivo.

El intercambio de papeles prepara a los amantes para la unión original y definitiva del dios y la diosa, Siva y Sakti (véase pág. 14). Convertir la respiración en música y los movimientos en baile, hacer que las expresiones naturales del rostro constituyan la ornamentación, los dulces jugos del cuerpo, el perfume, y el sabor del amante, un poderoso elixir.

Extraer la energía del chakra de la base de la columna, excitando a la diosa Sakti kundalini para despertar y estimular cada chakra hasta llegar a la coronilla (véase pág. 20). Luego, experimentar el éxtasis que vibra en cada célula de nuestro ser con el fluir de la energía desde la coronilla descendiendo por la parte anterior y ascendiendo por la columna. Se produce una circulación, intercambio y transformación de energía sexual, que se eleva más allá de lo físico, hacia lo místico y espiritual. Fortalecer los lazos del amor, la confianza y la intimidad para poner de manifiesto y compartir lo más íntimo de cada uno.

La ornamentación del cuerpo

La ornamentación del cuerpo como un juego divertido e imaginativo hace patente la creatividad inherente en todos nosotros, y cuando se utiliza como preparación para el ritual de hacer el amor, puede constituir una experiencia muy profunda y estimulante.

Los productos cosméticos, las joyas, las marcas corporales, los tatuajes y las perforaciones juegan un importante papel en las tradiciones y culturas de todo el mundo, sobre todo en los rituales sexuales en los que determinados colores o estilos de maquillaje representan sentimientos y energías específicos.

Utilicemos cosméticos naturales y apliquémoslos con los dedos o con una brocha suave, trabajando con cuidado y concentración, de modo que el acto de ornamentación se convierta en una meditación creativa. Utilizar la imaginación y el talento artístico para transformar a la pareja con símbolos y dibujos bellos, o simplemente mediante el uso del color para resaltar las facciones, como los ojos y la boca, y para decorar la zona entre las cejas, que corresponde al «tercer ojo» de la conciencia.

Los colores

Los colores tienen la capacidad de despertar distintos sentimientos. El rojo, por ejemplo, es excitante, el amarillo confiere alegría, el azul y el verde calman, y el violeta estimula los chakras y favorece la conciencia espiritual. La aplicación de diferentes colores en forma de maquillaje o pintura corporal en diversas partes del cuerpo (o los símbolos pintados) posee una cualidad estética y psicológica que estimula y concentra la energía en esas zonas. Decoremos el ombligo, el corazón, los pechos, los pezones, la garganta, las manos y los pies de la pareja, y hagamos que sea una experiencia seductora y sensual, estéticamente agradable, imaginativa, que añada intimidad y alegría a la relación.

El acto de pintar y de ser pintado puede realmente producir sentimientos excitantes y estimulantes, despertándonos a una nueva visión de uno y otro, intensificando y profundizando la relación.

Joyas

Si no disponemos de pintura para el cuerpo o de productos cosméticos, o si uno (o ambos) no desea utilizarlos, podemos ornamentar el cuerpo desnudo con elementos decorativos, como flores o joyas elegidas con gran esmero. Las joyas y los adornos dirigen la mirada del observador hacia la parte del cuerpo decorada, por lo tanto se pueden emplear para resaltar determinadas características, tales como la longitud y la forma del cuello o la curva y el movimiento de las caderas.

Estimular las sensaciones eróticas adornándonos con, por ejemplo, collares, tocados, pendientes, brazaletes, cinturones, anillos en las manos y en los pies, pulseras en el tobillo. O escoger una pieza única que tenga un significado especial, limpiarla con aceite natural o purificarla con el dulce aroma del incienso, pedir a la pareja que nos la coloque y compartir su intensa magia.

LA DANZA

La danza es una forma de arte vinculada con las artes del amor, un medio de comunicación no verbal, un ritmo que va más allá del lenguaje oral y transmite algo a través de los movimientos, gestos y expresiones. Constituye, asimismo, un tipo de meditación dinámica capaz de evocar y canalizar emociones, de poner de manifiesto y expresar partes del cuerpo físico y sutil que han permanecido profundamente enterradas en nuestro interior, a la espera de expresarse.

Todos llevamos la danza dentro: una danza que expresa sentimientos y emociones, una danza para celebrar, una danza para cautivar. Cuando el cuerpo se empieza a soltar, también lo hace la psique, y ya no somos nosotros quienes dirigimos la danza, sino ella la que nos mueve a nosotros y el cuerpo adquiere suma importancia. Hay que entregarse a la pasión, la sexualidad, la iniciación a otro nivel de comprensión y a la verdad.

En el tantra, el acto sexual es una danza: la respiración y los sonidos del amor son la música, los latidos del corazón, el ritmo. Para que el acto sexual trascienda lo físico y lo material hacia los dominios de lo espiritual, es imprescindible la total aceptación de uno mismo, sin inhibición, culpabilidad o vergüenza, y la danza nos puede ayudar a conseguirlo.

Elegir una música que refleje nuestro estado mental, bailar con algunas partes del cuerpo por turnos, empezar por los pies e ir subiendo hasta la cabeza. Dejar que diferentes partes del cuerpo dirijan la danza y bailar hasta liberar su tensión. Al bailar, relajar la cara y las mandíbulas, y respirar por la boca.

Podemos bailar para la pareja, alternativamente o bien juntos. Otra opción sería bailar uno frente al otro e imitar los movimientos por turnos. Independientemente de la forma de danza que escojamos, utilicemos los movimientos para comunicar la energía erótica sutil y la emoción. Hagamos de la danza una forma de caricias preliminares sin contacto y un ritual de liberación que estreche los lazos del amor.

EVOCAR EL EROTISMO
La danza es una expresión creativa en la que los movimientos corporales cuentan una historia, expresan emociones y evocan el erotismo.

RITUALES EN EL ACTO AMOROSO

CREAR UN ESPACIO SAGRADO

Al preparar un espacio sagrado para hacer el amor, debemos crear un ambiente que inspire espiritualidad. Ese espacio tiene que ser un «paraíso en la tierra» en el que ambos adoremos al dios y a la diosa a la espera de que emerjan de nuestro interior y se fundan.

Transformación

Emplear la imaginación, dejar correr la fantasía y transformar el entorno en un ambiente en que participen todos los sentidos en natural armonía con el espíritu. Prestar atención a todos los detalles, de modo que tengamos un fácil acceso a las delicias que despiertan los sentidos del olfato, el tacto, el oído, el gusto y la vista.

Limpiar y arreglar el espacio meticulosamente, tal como haríamos con nuestro cuerpo. Para la iluminación, sustituir la electricidad por velas que resaltan los tonos de la piel e incorporan el elemento del fuego al ritual. Colocar telas sobre cantos de muebles, etc., disponer abundantes cojines y almohadas suaves para que el cuerpo pueda adoptar posiciones cómodas, y asegurarse de que la habitación es suficientemente cálida para permanecer desnudos.

Preparar «regalos» comestibles para ofrecernos mutuamente y al dios y la diosa interiores: disponer bandejas con frutas y otros alimentos sensuales, agua fresca para beber y tal vez un par de copas de vino para compartir.

Decorar el espacio con colores que transmitan un buen estado de ánimo: rojos, naranjas o morados para la estimulación, azules oscuros y violetas para la relajación, verdes para la revitalización. Colocar espejos que proporcionen la ilusión de espacio y con ello añadiremos algo más de erotismo al acto sexual.

El incienso, las hierbas y los aceites –sobre todo los dulces perfumes de jazmín, rosa, ilang-ilang, sándalo, romero, lavanda, ámbar, mandarina y pachulí– tienen la capacidad de calmar y estimular tanto el cuerpo como el espíritu, y constituyen una parte esencial del ritual tántrico. Experimentar mezclando diferentes aceites aromáticos para invocar distintos estados de ánimo; probar también la mezcla de aceites esenciales con agua y rociar la estancia, las sábanas y los cojines con la mezcla. Si quemamos salvia o incienso, purificaremos el espacio, le proporcionaremos una protección física y crearemos una atmósfera que eleva el cuerpo y la mente. Utilicemos flores naturales para decorar el espacio o para hacer guirnaldas para el cuerpo o bien para acariciar con ellas el cuerpo desnudo de la pareja. También podemos esparcir pétalos de flores sobre las sábanas ya aromatizadas o bien hacer el amor sobre una alfombra de flores.

Las opciones para crear un espacio sagrado son infinitas y el potencial de intensificar el erotismo del acto sexual es ilimitado. Siempre que sea posible utilizaremos materiales naturales orgánicos, así crearemos un ambiente íntimo y sagrado que hará las delicias de los sentidos y una atmósfera agradable para el espíritu, que inspire el corazón y eleve la mente.

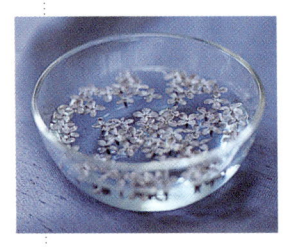

Utilizar flores
En un cuenco con agua dejar flotando corolas de flores aromáticas para perfumar el espacio sagrado.

El baño

El baño antes de pasar a la intimidad mejora en gran medida el estado mental y físico y, por consiguiente, intensifica el acto sexual, proporcionándonos libertad para explorarnos el cuerpo de forma mutua, sabiendo que estamos limpios a nivel físico y mental. Un baño caliente abre los poros, elimina las toxinas y alivia los músculos cansados y doloridos.

El baño, sin embargo, no se limita al agua. En el taoísmo, el baño con agua es una de los cinco tipos; los otros cuatro son: aire, sol, fuego y barro. Todos presentan puntos positivos para la mente y el cuerpo. Para tomar un baño de aire, simplemente hay que quitarse la ropa y dejar que el aire llegue a todas las partes del cuerpo. Constituye una experiencia liberadora si se disfruta con el cuerpo desnudo.

Para un baño de sol, necesitamos la luz de éste: una potente fuente de energía que nutre el cuerpo. Es importante ir con gran cuidado y no exponer en exceso la piel, si bien la luz del sol no es necesario que sea excesivamente fuerte o directa para resultar beneficiosa. El cuerpo absorberá la energía suficiente de la luz indirecta del sol bajo la sombra de un árbol o de una sombrilla.

El baño de fuego es excelente para la revitalización. Se puede emplear para aliviar músculos tensos o inflamados y para dolores causados por torceduras, artritis y otros trastornos. El baño de fuego no es tan espectacular como su nombre indica, aun así hay que abordarla con sumo cuidado. Verter un poco de alcohol en un platito resistente al fuego y encenderlo. Acercaremos la mano a la llama y captaremos el calor, después abriremos la mano sobre la parte del cuerpo que deseemos revitalizar y soltaremos el calor sobre la piel.

Los baños de barro limpian la piel a fondo y le proporcionan minerales. Coger un puñado de barro o arena húmeda y frotarlo suavemente por el cuerpo para estimular la circulación y exfoliar la piel. Dejarlo un rato y aclarar a fondo.

BAÑO SENSUAL
Se puede intensificar la sensualidad del baño iluminando la habitación con velas y utilizando un delicioso aceite de baño. Para perfumar suavemente el ambiente, calentar un aceite esencial en un quemador para aceites.

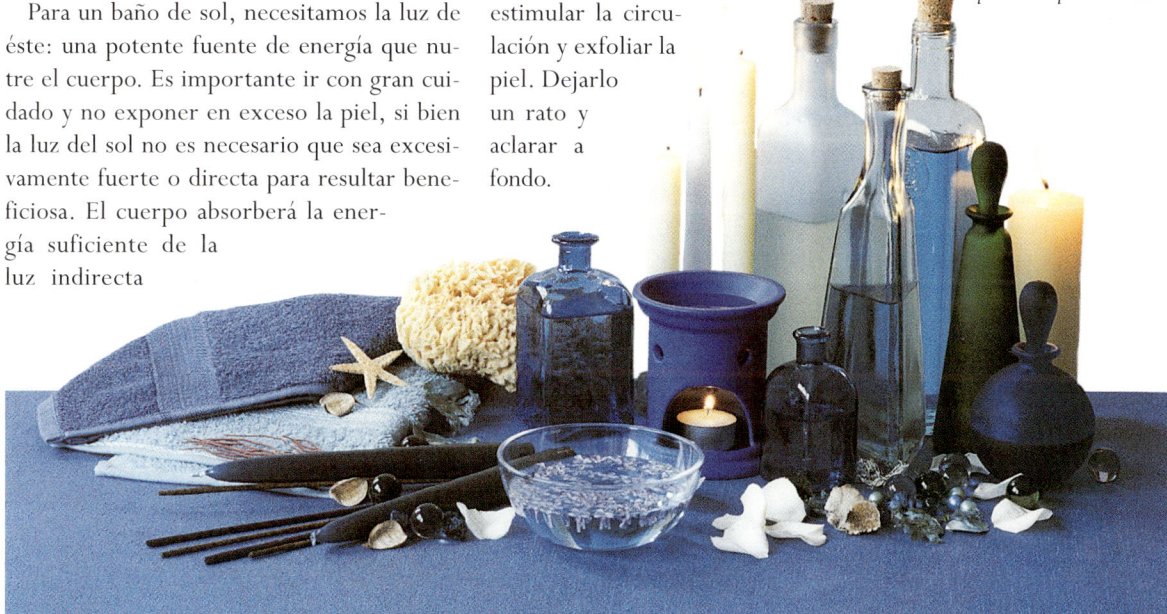

El masaje sensual

El masaje es una de las artes del amor y, además de ser terapéutico y relajante, constituye un maravilloso preludio para el acto amoroso. El masaje puede tener forma de caricias preliminares, lo que nos proporciona la oportunidad de explorar el cuerpo de la pareja, tocarla completamente de una forma revitalizadora, relajante, estimulante y sensual. Es una manera de conectar con el amante y armonizar las energías como preparación para lo que siga.

Caricias y masaje

Todos necesitamos que nos toquen: es un aspecto vital en nuestra vida, una experiencia que tiene un profundo efecto en nuestro desarrollo físico y psicológico desde el momento del nacimiento. Acariciar es un lenguaje, una comunicación íntima entre el que da y el que recibe, y una parte importante del arte del amor. Algunas personas se resisten a que las toquen, ahora bien, se puede crear la confianza y la aceptación mediante un masaje realizado con sensibilidad.

El masaje libera la tensión y los bloqueos, facilitando la circulación libre de energía a través del cuerpo, mejora la salud, tranquiliza la mente y constituye una experiencia sexual más satisfactoria. Personalmente considero que todo el mundo debería probar un masaje profesional. Las sensaciones que ofrece nos ayudan a entrar en contacto con el cuerpo, liberar la tensión muscular acumulada y a hacernos una idea de los distintos movimientos para poder utilizarlos después con la pareja.

Ofrecer y recibir

El masaje a la pareja debe realizarse como un ritual amoroso, ofreciéndoselo como un regalo, y debemos tener presente que resulta tan placentero hacer un masaje como recibirlo. El primer paso consiste en preparar el espacio y prepararnos nosotros mismos; hay que ofrecer al amante la posibilidad de tomar un baño templado, sin prisas y relajante mientras nosotros disponemos todo lo necesario.

Es importante que la habitación cuente con un ambiente cálido y confortable, de modo que la pareja se relaje y no tenga frío mientras se encuentra tumbada y desnuda durante el masaje. El suelo es probablemente el mejor lugar para efectuarlo, puesto que ofrece un firme apoyo y permite un fácil acceso a todo el cuerpo. Para que sea lo más cómodo posible, conformaremos una especie de colchón a base de mantas cubiertas con una sábana o una toalla para protegerlas del aceite de masaje.

Antes de empezar, encender unas velas y perfumar la habitación con incienso o con unas gotas de aceite esencial mezclado con agua que aplicaremos con un pulverizador. Durante el masaje, utilizar la intuición para guiarnos hacia las zonas del cuerpo que necesitan nuestra especial atención y asegurarse de que prestamos la misma atención a los dos lados del cuerpo.

Para que la pareja obtenga el máximo beneficio del masaje, es importante que respire lenta y profundamente, expulsando la tensión del cuerpo al ir notando sus efectos, que se entregue completamente a las sensaciones y que las exprese a través de sonidos. Esos sonidos nos estimularán, ya que demuestran que la pareja disfruta del masaje o que recibe revitalización. En general, ninguno de los dos debería hablar durante el masaje. No obstante, si es la primera vez que le hacemos un masaje a la pareja, deberíamos preguntarle qué partes del cuerpo desea que toquemos y si la presión que ejercemos es demasiado fuerte o no.

Aceites para masaje

El aceite para masaje permite que las manos se deslicen fácilmente por la piel con unos movimientos suaves y precisos. Podemos utilizar un aceite ya preparado o confeccionar nuestra propia mezcla con unas gotas de aceite esencial y una base de aceite, como aceite vegetal, de almendras o de almendras dulces. Probar distintas mezclas. Como aceites esenciales podemos utilizar: lavanda, ilang-ilang, romero, manzanilla, pachulí, rosa, cedro o palisandro.

Calentar ligeramente el aceite antes de su uso, colocando el frasco dentro un cuenco con agua caliente y asegurarse de que las manos estén calientes antes de empezar el masaje. Verter una cucharada de aceite en las manos y frotarlas para que queden impregnadas. Después aplicaremos las manos sobre la piel de la pareja para esparcir el aceite por su piel.

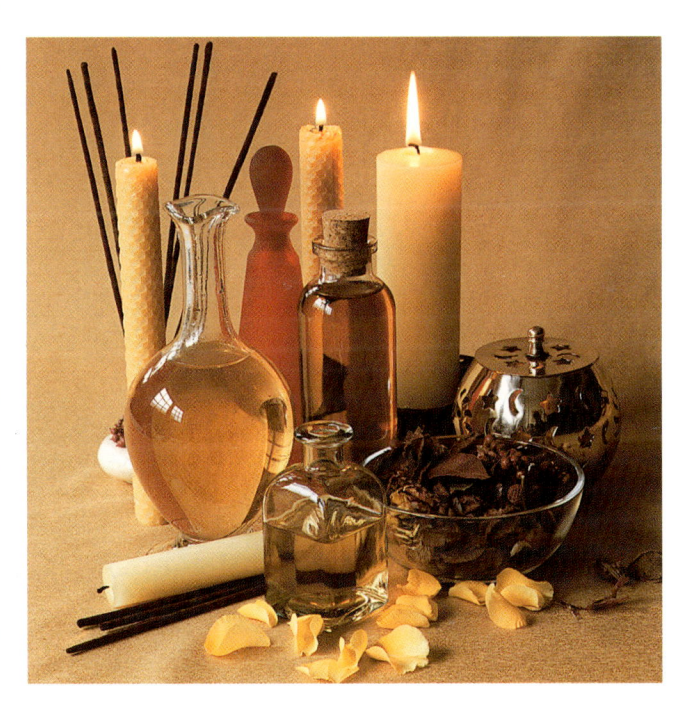

Velas, incienso y aceites esenciales
Las velas proporcionan una luz más suave y romántica que las bombillas eléctricas, y perfumar el ambiente con incienso le confiere un toque exótico. El aroma de los aceites esenciales tiene efectos positivos a nivel físico y psicológico, tanto para quien hace el masaje como para quien lo recibe.

EL MASAJE SENSUAL 103

Estilos de masaje

A la hora de hacer un masaje, es importante que los movimientos sean fluidos y continuos. Mantener siempre una o las dos manos en contacto con el cuerpo de la pareja desde el principio hasta el final. Probar distintas velocidades y presiones hasta encontrar el ritmo que permita unos movimientos fluidos.

Existen varios estilos básicos de masaje, de entre los cuales aquí se presentan algunos. Utilicemos la intuición y el sentido común como guía para elegir el tipo de movimientos según la parte del cuerpo: observemos las reacciones del amante y adaptemos a ellas el tipo, la velocidad y la presión de los movimientos.

Es importante prepararse antes de efectuar el masaje. Respirar profundamente unas cuantas veces y dirigir la energía hacia las manos sacudiendo los brazos y los dedos. Después, abrir y cerrar los dedos para abrir los centros de energía de las manos. Finalmente, puesto que el propósito de quien hace el masaje es tan importante como su habilidad, fijemos claramente el objetivo y se lo comunicamos a la pareja a través de las manos. Realizar una invocación, en silencio o en voz alta, a la energía revitalizadora para que fluya a través de nuestras manos y proporcione una sensación de bienestar a la pareja.

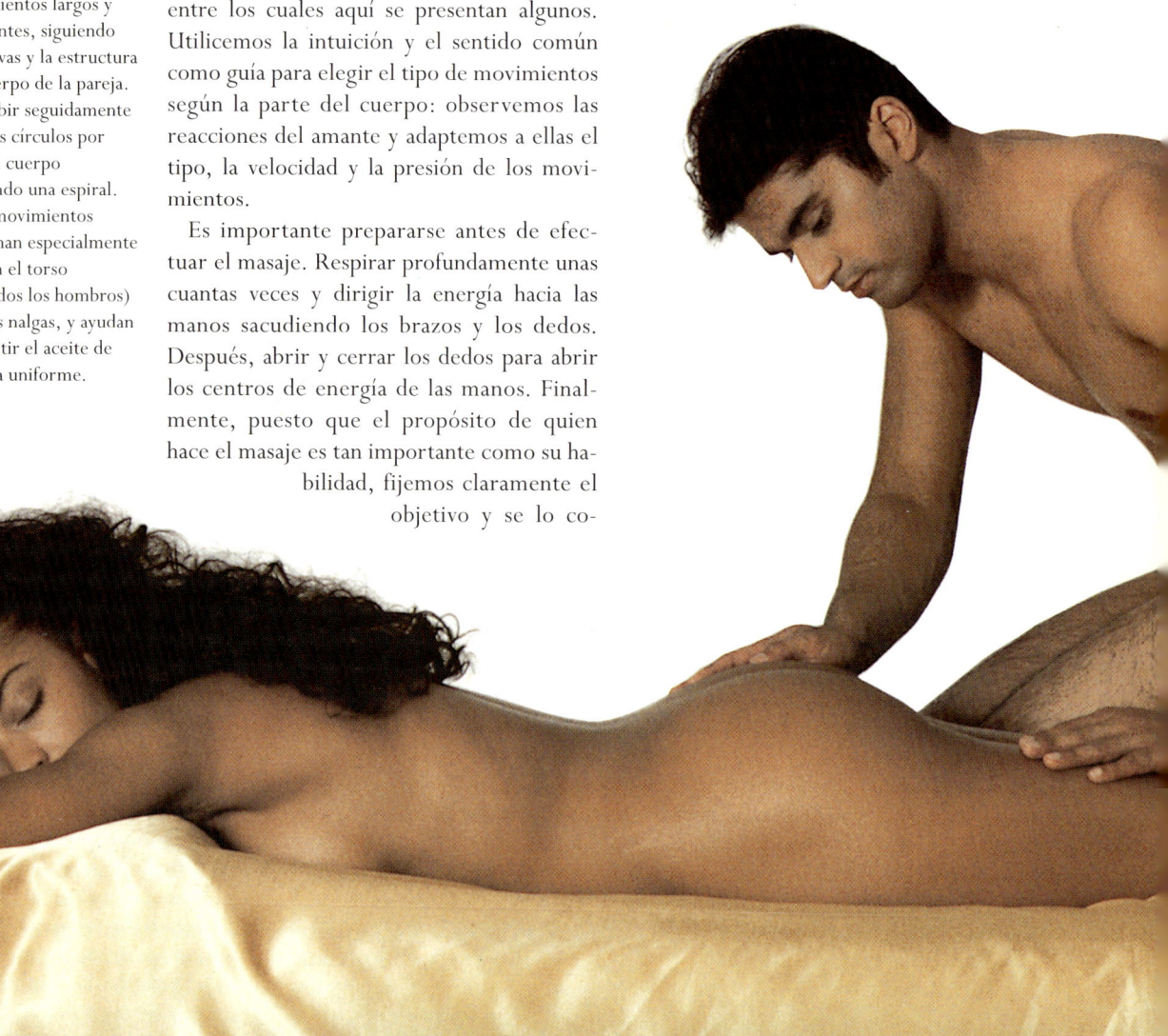

Masaje suave
Con las palmas de las dos manos realizar unos movimientos largos y deslizantes, siguiendo las curvas y la estructura del cuerpo de la pareja. Describir seguidamente amplios círculos por todo el cuerpo dibujando una espiral. Estos movimientos funcionan especialmente bien en el torso (incluidos los hombros) y en las nalgas, y ayudan a repartir el aceite de manera uniforme.

Percusión

Una estimulante forma de masaje que tonifica la piel y estimula la circulación. Con los cantos de las manos (izquierda) o con los nudillos (derecha), realizar una sucesión rápida de golpes de modo que las manos reboten ligeramente hacia arriba y hacia abajo sobre el cuerpo de la pareja.

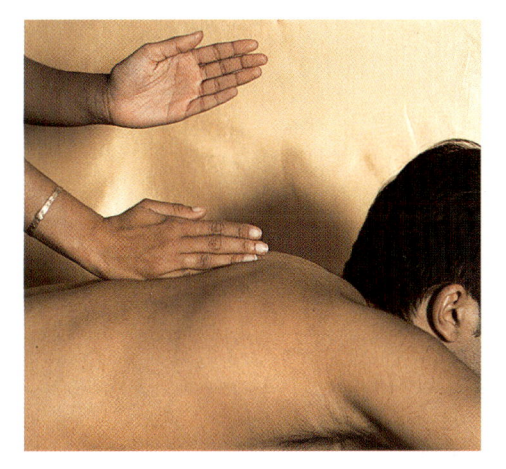

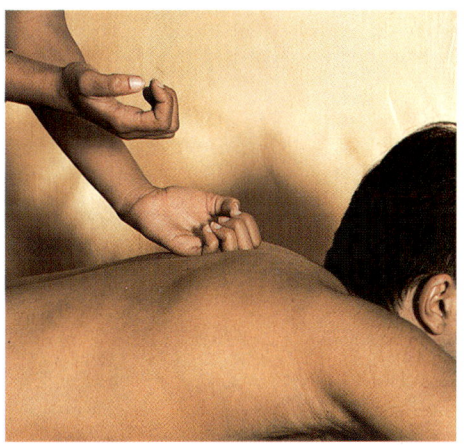

Ondulación

Frotar ligeramente las puntas de los dedos sobre la piel de la pareja: cuanto más ligero es el toque, más intenso es el efecto. Con este toque se trabaja a un nivel más energético que muscular. Constituye una deliciosa experiencia para todo el cuerpo y una forma suave pero estimulante de finalizar el masaje.

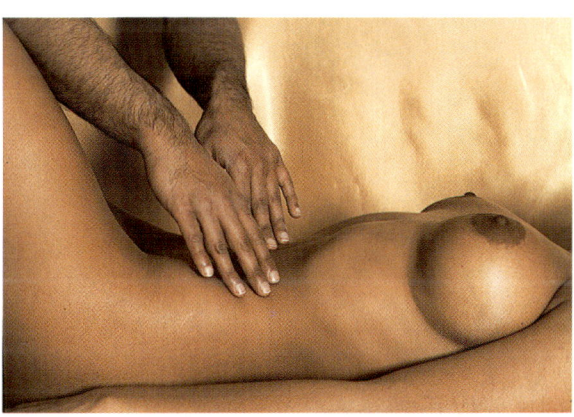

Movimiento con los nudillos

Presionar firme pero suavemente con los nudillos para liberar la tensión muscular profundamente arraigada. Utilizar este toque para las partes más carnosas del cuerpo: resulta especialmente aconsejable para las nalgas.

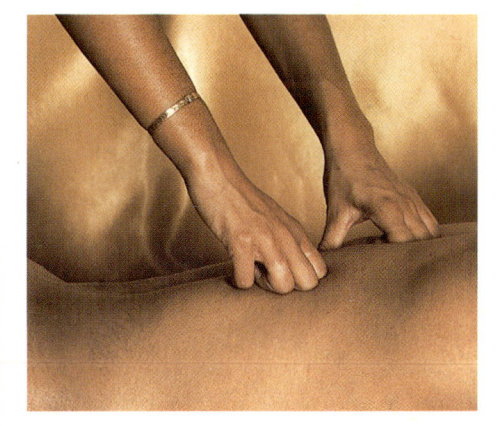

EL MASAJE SENSUAL

Hacer un masaje

La secuencia básica de un masaje empieza en la espalda, cubriendo todo el torso y pasando después a zonas más concretas: los omóplatos, la parte superior e inferior de la espalda, las nalgas y ambos lados de la columna. (No debe ejercerse presión directa sobre la columna en ningún momento.) Efectuar luego un masaje en la parte posterior de las piernas, primero hacia arriba y después hacia abajo, y pasar seguidamente a los pies.

Luego, pedir a la pareja que se gire y hacerle un masaje en el cuello y los hombros. A partir de ahí, bajaremos primero por un brazo y después por el otro, incluyendo las muñecas, las manos y los dedos, pasando a trabajar suavemente la parte anterior del torso, describiendo círculos en el abdomen y hacia los lados con toques largos y amplios, llegando hasta la parte anterior de las piernas. Después nos dedicaremos a la cabeza, la cara y las orejas, para finalizar la sesión con movimientos largos y amplios seguidos de ondulaciones.

HOMBROS Y ESPALDA

En primer lugar, efectuar un masaje en todo el torso desde los hombros hasta las nalgas y ascender de nuevo. Después, concentrar la atención en zonas concretas, como los omóplatos.

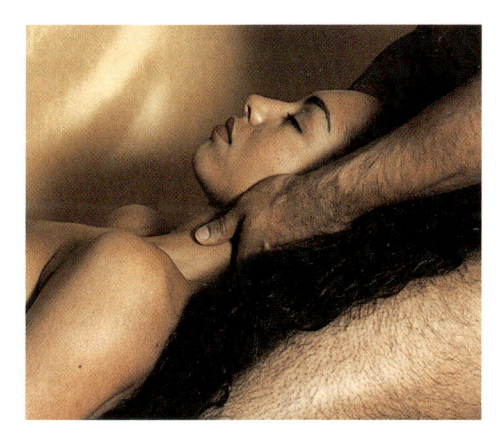

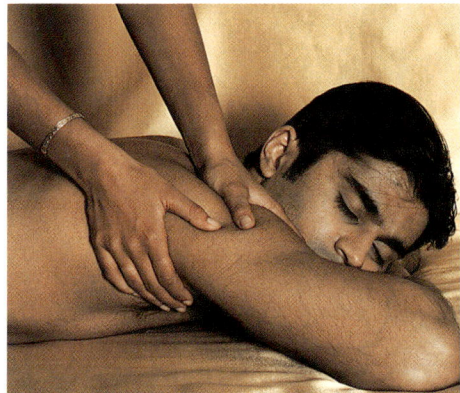

Brazos

Con la pareja tumbada boca arriba, masaje en los brazos en sentido descendente. Ir bajando desde el hombro, concentrándonos en las partes más carnosas, como el bíceps. Finalizar cada brazo manipulando la muñeca y la mano.

Cabeza

Efectuar un masaje firme en el cuero cabelludo, con las puntas de los dedos, después bajar suavemente desde la frente hacia el mentón y a partir del centro de la cara hacia los lados.

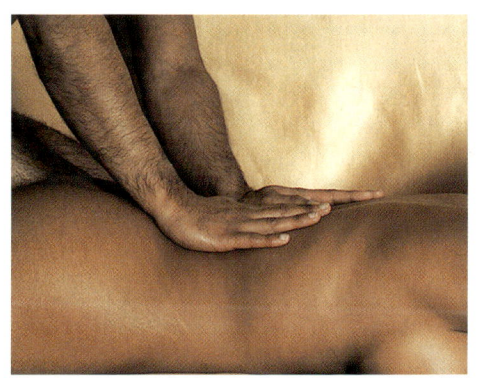

Toques finales

Terminar el masaje conectando todo el cuerpo con movimientos largos y amplios seguidos de suaves ondulaciones. Después, para completar la sesión, apoyar ligeramente las manos sobre el cuerpo de la pareja durante unos momentos para armonizar las energías.

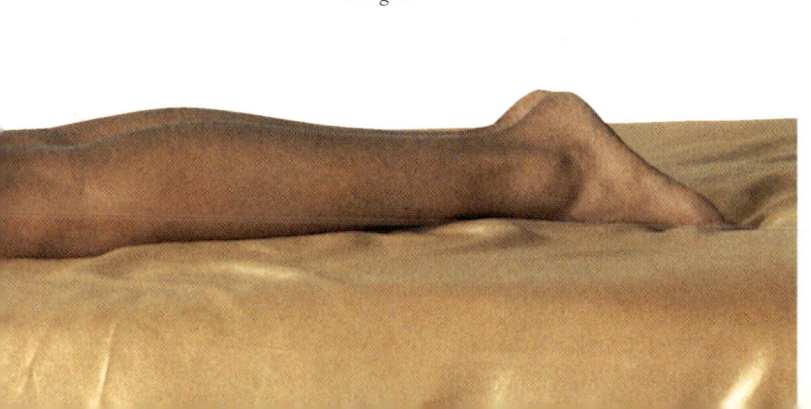

Masaje en los pies

Para efectuar un masaje en los pies, empezar ejerciendo presión con los nudillos en la planta, resiguiéndola con pequeños movimientos circulares, después utilizar los pulgares. Seguidamente, flexionar suavemente los dedos hacia atrás y hacia delante, seguir con la parte superior del pie con los pulgares antes de pasar a la zona entre los tendones. Para ello, apoyar el pie en una mano y trabajar con el pulgar de la otra mano firmemente a lo largo de cada ranura desde el tobillo hasta el dedo. No debe hacerse masaje, sin embargo, en el tobillo en sí: siempre debe evitarse el masaje directo sobre un hueso.

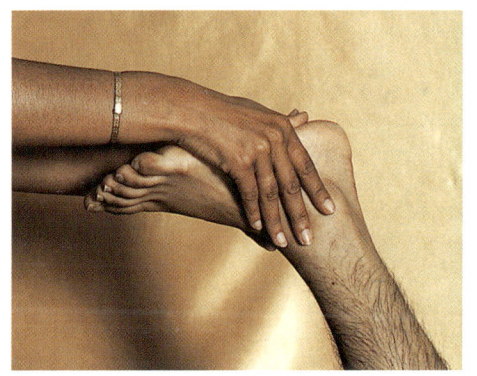

EL MASAJE SENSUAL

Caricias preliminares

El acto sexual, al igual que el orgasmo y la eyaculación, no se debe forzar nunca ni hay que precipitarse por llegar a él. Si va a tratarse de una verdadera experiencia satisfactoria y liberadora, es importante que la disposición y la naturaleza sutil y física de ambos estén en armonía. Unas suaves caricias preliminares nos ayudarán a conseguirlo.

Las caricias preliminares proporcionan la previa estimulación sensual y excitación que necesitan la mayoría de mujeres, ya que, en general, tardan más en llegar al punto de ebullición que el hombre. Cuando el hombre se ve incapaz de satisfacer con naturalidad a su pareja, las técnicas para antes y después de hacer el amor (véase pág. 138) pueden ayudarle a mejorar la respuesta de la pareja y a equilibrar y armonizar los diferentes niveles de excitación.

Excitar a la mujer

Para excitar a la mujer, empezar por tocarle y acariciarle suavemente el pelo y la cabeza, después pasar a un lado del cuerpo empezando por los ojos. Besarla, lamerla y respirar con suavidad sobre y alrededor de sus ojos, seguir hacia las mejillas, la boca, las orejas, el cuello, los hombros y los senos. La sensibilidad de los senos y los pezones varía según la mujer, pero al besarlos, lamerlos y acariciarlos algunas mujeres llegan a altos niveles de excitación y empiezan a fluir en ellas las secreciones vaginales.

Probar con la punta de la lengua con movimientos circulares alrededor del pezón, describiendo una espiral hacia abajo y hacia dentro. A partir de los pechos, besar, lamer y acariciar el abdomen, después besar y efectuar un masaje en los pies subiendo por las piernas (una a una) hasta los genitales. Estimular oralmente y manualmente el clítoris y la vulva (véase pág. 112), pero hay que ser sensible a las reacciones de la pareja, ya que a muchas mujeres no les gusta la estimulación manual.

Hay que ser imaginativo y utilizar diferentes partes del propio cuerpo para hacer masaje y acariciar o tocar el cuerpo de la amante. La podemos sorprender, por ejemplo, y hacerle el amor a sus manos con la boca, la lengua y los dedos, disfrutando así de un sexo oral sin riesgo. A menudo, la mujer indica al hombre dónde quiere que la toque, dirigiendo la mano o la mirada a los puntos sensibles. Observarla atentamente y besarla o tocarla en esos puntos: sabremos si acertamos.

Esta secuencia de caricias preliminares debe durar al menos 20 minutos y puede excitar a la mujer hasta el cuarto nivel de orgasmo (véase pág. 35).

Excitar al hombre

Muchos hombres experimentan un enorme placer al sujetarles suavemente, lamer y chupar los testículos y el escroto, si bien, al hacerlo, la mujer tiene que ir con cuidado y ser sensible a la respuesta del amante. Además, algunos hombres se sienten incómodos cuando les tocan los testículos, en este caso habrá que esperar a que tenga suficiente confianza para dejarse tocar y acariciar.

Disfrutar la sensación de contacto de todo el cuerpo, utilizando diferentes partes del cuerpo para estimular el suyo antes de tocarle el pene. La manera de hacerlo depende en parte de nuestras preferencias personales y las de la pareja, pero hay que tener en cuenta su sensibilidad y nivel de excitación.

Tocar todo el pene suave o firmemente o bien ejercer una ligera presión en la raíz rodeándola con el pulgar y el índice. Luego, lubricar el glande con saliva y hacer deslizar suavemente los dedos hacia delante y hacia atrás a su alrededor. Coger los testículos con una mano y, sosteniendo el pene con suavidad y firmeza, hacer deslizar la mano suavemente hacia arriba y hacia abajo del cuerpo del pene, cambiando el ritmo, la velocidad y la presión de los movimientos en respuesta a sus reacciones.

Excitación mutua

Durante las caricias preliminares, establecer turnos para dar y recibir placer y no parar de tocarse con las manos. Mantenerlas en movimiento sobre el cuerpo de la pareja y conseguir el contacto corporal en el máximo número de puntos posible. Provocar y seducir al otro de una manera divertida, llevándolo a altos niveles de excitación antes de centrar la atención en los genitales.

No nos preocupemos demasiado por la técnica: lo importante es conseguir y mantener la excitación. Y para experimentar las cotas del éxtasis tántrico, debemos aceptarnos nosotros mismos y todo lo demás para superarlo y transformarlo en liberación espiritual. Pensar demasiado en lo que se está haciendo obstaculiza el proceso.

Todos somos capaces de experimentar la naturaleza del orgasmo y para descubrir el nuestro, simplemente debemos soltarnos, «perder el control» y sumergirnos en la sensación. Cuando dejamos que nuestro pensamiento se guíe por la intuición, el cuerpo toma las riendas y el orgasmo se convierte en una experiencia de todo el cuerpo.

Inicios suaves
Al dedicar un tiempo a excitar a la pareja, expresamos nuestro amor de muchas formas y nos ayuda a ambos a alcanzar la verdadera satisfacción.

El beso

El beso constituye un aspecto esencial de las caricias preliminares y contribuye a conseguir el estado de ánimo y la receptividad adecuados para hacer el amor. La tradición tántrica enseña que el labio superior está conectado al paladar y al clítoris, y ese canal nervioso sutil posee una especial sensibilidad. Chupar o mordisquear suavemente el labio superior femenino puede resultar muy erótico y sensual.

Técnicas

Aprender a besar es muy importante. Las distintas técnicas, acciones y ritmos se pueden aplicar a la boca y a las diferentes partes del cuerpo, como los pezones, el pene y la vulva. Al besar en la boca, ambos deben beber de los labios y la lengua del otro con desinhibida fruición, compartiendo e intercambiando el vital y revitalizador elixir del éxtasis. En el beso no hay que ser ni el que da ni el que recibe: tratemos de «ser» el beso.

El secreto del beso ideal radica en mantener la cara y la boca relajadas. Ello aumenta la sensibilidad e intensifica el placer del contacto con la boca y la lengua de la pareja. La boca en tensión crea un espacio vacío y muy poco contacto con la de la pareja. Cuanto menos espacio vacío haya en la boca en el momento de besar, mayor será el placer sensual y erótico.

Los taoístas consideran que la cara y la boca revelan la personalidad y las características sexuales de la persona. Se cree, por ejemplo, que el tamaño y la forma de la vulva quedan reflejados en el tamaño y la forma de los labios y la boca; se dice que un hombre con los labios gruesos y amplios tiene un pene grande.

La boca combina características del pene (lengua) y la vulva (boca y labios), y la membrana mucosa de los labios tiene una textura similar a la de la vulva. Estas características proporcionan a la pareja la oportunidad de explorar las cualidades masculinas y femeninas e intercambiar el papel activo y pasivo. A diferencia del pene y la vulva, sin embargo, la boca y la lengua están controladas por músculos voluntarios. Así pues, existe un mecanismo de control, de forma que el beso puede durar tanto como deseemos sin cansarnos, y el beso erótico y apasionado puede resultar tan placentero y excitante como hacer el amor, al armonizar la energía y los sentimientos de los dos amantes.

Tipos de besos

En los antiguos textos taoístas se pone tanto énfasis en el beso erótico como en el propio acto de hacer el amor. En muchas culturas orientales el beso se considera como una parte profundamente íntima del acto sexual y raramente se realiza en público. En otras

INTIMIDAD COMPARTIDA
El beso es una forma única de compartir y expresar la intimidad, y un aspecto muy erótico de las caricias preliminares.

110 LA PREPARACIÓN PARA EL AMOR

culturas, el beso se emplea para expresar diferentes sentimientos, que van desde formas de saludo, una expresión de ternura, hasta el intercambio erótico.

El *Kama Sutra* describe gran número de tipos de besos. Entre ellos cabe citar el Beso de Gran Presión, en que se presiona enérgicamente el labio inferior y se toca con la lengua, y el Beso del Labio Superior, en que el hombre besa el labio superior de la mujer mientras ella le besa el inferior. En el Beso Abrazo uno estrecha con sus labios los labios de la pareja, y en la Lucha de la Lengua uno utiliza la lengua para tocar los dientes y el paladar del otro. El *Kama Sutra* enumera, asimismo, las partes del cuerpo que se consideran especialmente adecuadas para el beso, como la frente, los ojos, las mejillas, el cuello, los pechos, los labios, la boca, los muslos, los brazos, el ombligo y el pene.

Estimulación del cuerpo sutil

El cuerpo sutil (véase pág. 16) se puede estimular y excitar por medio del contacto de la boca abierta sobre el cuerpo de la pareja, besando conscientemente las zonas de los siete chakras. En la tradición tántrica, el beso se conoce como «el contacto de las puertas», y mirarse fijamente a los ojos durante el intercambio de besos apasionados armoniza las energías y emociones de la pareja.

El intercambio de las secreciones sutiles al hacer el amor se considera fundamental y revitalizador, y los textos taoístas aconsejan beber el máximo posible del amante para armonizar el yin y el yang de ambos (véase pág. 130).

Esto, como otros estilos de beso, implica la mayor parte de sentidos —vista, gusto, tacto y olfato—, así pues la higiene bucal resulta de vital importancia. También requiere un fuerte deseo de compartir e intercambiar nuestras especiales secreciones, por lo tanto, sólo se puede hacer con la pareja adecuada.

Manantial de Jade

En los textos taoístas, la saliva de la mujer excitada a nivel sexual se denomina Manantial de Jade, y se considera la más preciada de las tres secreciones que produce la mujer (las otras dos son la Nieve Blanca producida por los pechos femeninos y el Agua de Flor de Luna emitida por el Palacio del Yin o matriz.

El Manantial de Jade se produce en unos conductos situados bajo la lengua femenina, y existe una técnica tántrica para la mujer que consiste en colocar la punta de la lengua en el paladar en el momento de alcanzar el orgasmo, que es cuando se produce la esencia. Entonces, en el clímax, ofrece su lengua al amante para que chupe y beba las dulces y vitales esencias de la saliva, que tienen fama de poseer importantes propiedades revitalizadoras y curativas.

En los textos taoístas sobre el amor se recomienda que el hombre sorba del Manantial de Jade para generar la esencia vital y fortalecer la sangre.

Sexo oral

Besar, lamer y chupar los genitales puede constituir una efectiva forma para la excitación, teniendo en cuenta que ambos deben observar una cuidadosa y escrupulosa higiene oral y genital. La lengua posee todos los atributos necesarios para la excitación y estimulación erótica y sensual. Tiene la capacidad de cambiar de tamaño y de forma, es cálida y húmeda, y puede actuar con destreza y fuerza en gran variedad de movimientos. Y, según la tradición taoísta, la energía se puede dirigir hacia el cuerpo del amante a través de la lengua.

Ejercicios para la lengua

Ejercitar la lengua la fortalece y nos proporciona una mayor variedad de movimientos controlados y continuos con los cuales podemos provocar intensas emociones en la pareja. Incorporemos los ejercicios para la lengua a la práctica del yoga; también podemos realizarlos con la pareja delante del espejo.

Empezar adquiriendo conciencia de dónde se coloca la lengua en la boca y qué partes están en contacto con los dientes y el paladar. Relajar las mandíbulas, abrir bien la boca y extender al máximo la lengua hacia fuera y abajo. Repetirlo varias veces, luego sacar la mandíbula inferior hacia fuera y extender la lengua para llegar a la punta de la nariz. Extender seguidamente la lengua al máximo hacia la derecha y hacia la izquierda, y relajarla completamente con la boca un poco abierta. Finalmente, apoyar la lengua en el labio inferior, curvar los dos lados hacia arriba para formar un tubo y respirar a través de él.

El *Sithali*, método de respiración con la lengua en esta posición, se recomienda para enfriar el sistema, por lo tanto, se puede utilizar durante el acto sexual ardiente o cuando el clima es cálido. También ayuda a calmar el hambre y la sed. Inspirar, dirigiendo el aire a través del tubo formado por la lengua, cerrar la boca, contener la respiración y espirar por la nariz. Repetir entre cinco y diez veces. Si no podemos enrollar la lengua en forma de tubo, la apoyaremos en el labio inferior y sorberemos el aire a través de la punta al inspirar.

Otro ejercicio eficaz consiste en enrollar la lengua hacia atrás y con la punta de ésta efectuar un masaje en el fondo de la boca.

Al realizar estos ejercicios, comprobaremos que se produce gran cantidad de saliva. Si ejercitamos la lengua inmediatamente antes de practicar el sexo oral, podemos utilizar la saliva como lubricante natural; de lo contrario, la mantendremos en la boca y nos la tragaremos de una vez. Con unas semanas de práctica, nuestra destreza y sensibilidad mejorarán considerablemente. Seremos más conscientes del poder de la lengua y el acto de besar pasará a ser menos mecánico y aportará más sensaciones.

Felación

Vatsyayana, el autor del *Kama Sutra*, consideraba la felación (besar y chupar el pene) como un rasgo especial del arte del masaje, y en el libro describe ocho formas distintas de realizar lo que él denomina «la reunión de la boca». Recomienda que se realicen una tras otra.

La primera es la «unión nominal», en que el pene se sostiene con la mano, colocado en la boca, y se mueve entre los labios; «morder los lados» consiste en presionar ligeramente el costado del pene con los labios y los dientes. La «presión hacia fuera» se basa en besar la punta del pene con los labios cerrados, mientras que la «presión hacia dentro» se da cuando se empuja un poco el pene hacia el interior de la boca, apretando con los labios y volviéndolo a sacar. En el «beso» se aguanta el pene con una mano y se besa como si se tratara del labio inferior del amante; la «frotación» sigue al beso y consiste en recorrer todo el pene con la lengua.

Los dos últimos estadios se denominan «chupar un mango», en el que se coloca la mitad del pene dentro de la boca y se besa y chupa enérgicamente, y «tragar» cuando el pene está totalmente dentro de la boca y se ejerce presión y se chupa como si se tragara.

CUNILINGUS

En las antiguas tradiciones orientales, la vulva se consideraba la parte más sagrada del cuerpo femenino. Los seguidores del tantra adoraban la vulva como la Puerta de la Vida. Es el pasaje que todos recorremos al nacer y, asimismo, una entrada tanto para el pasado como para el futuro. El hombre debe considerar en la vulva de la pareja como el emplazamiento original de Sakti, la fuente de la vida.

Una excelente manera de practicar el sexo oral es empezar besando la cara y el cuerpo, bajando lentamente hacia los genitales (véase pág. 108). Al llegar a los genitales, besar y lamer amorosamente el monte de Venus, después los labios mayores y el clítoris.

El clítoris es muy sensible y para muchas mujeres la suave estimulación con los labios y la lengua resulta altamente excitante. Hay que colocarse de modo que la lengua pueda recorrer de lado a lado y hacia arriba a lo largo de la parte inferior del cuerpo del clítoris, y después lamer hacia arriba cada vez por un lado. También podemos probar chupar con suavidad la cabeza del clítoris entre los labios y lamerla.

Para variar la estimulación, descender desde el clítoris hacia el perineo, la zona entre la vulva y el ano. Esta pequeña zona cutánea es rica en terminaciones nerviosas y en muchas mujeres una parte muy sensible al tacto. Con la punta de la lengua realizar suaves movimientos ascendentes y descendentes a lo largo del perineo, volviendo después a la estimulación del clítoris o bien centrando la atención en la vulva.

Besar los labios mayores (los textos hindúes sobre el amor recomiendan besar en la boca para practicar el beso en la vulva) y recorrerlos con la lengua. Al mismo tiempo, se puede intensificar la estimulación metiendo y sacando la lengua de la vagina. Empezar con movimientos rápidos y superficiales, con sólo la punta de la lengua, y después pasar a movimientos más lentos y profundos con toda la lengua.

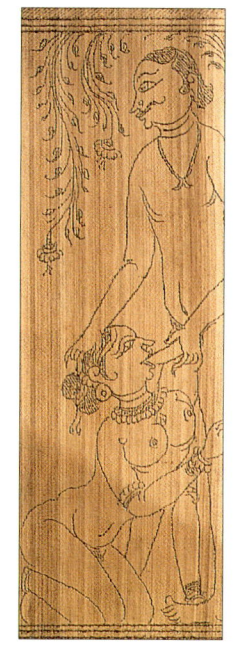

PLACER MUTUO
Para que el sexo oral sea realmente satisfactorio, debe realizarse de manera que los dos amantes lo encuentren agradable.

Lo prohibido

El tao del amor siempre se ha considerado una rama importante de la medicina tradicional china y, si bien el tantrismo es más ritual que el taoísmo y está más vinculado a la religión, tanto los seguidores del tantra como los taoístas han desarrollado sistemas para fomentar y transformar la energía sexual. Para los taoístas, el objetivo se basa en convertir el acto amoroso en una experiencia revitalizadora y terapéutica, y crear las condiciones para alcanzar la liberación espiritual.

Los seguidores del tantra y los taoístas reconocieron la importancia de varias técnicas cuyo objetivo es el de reunir la energía vital interior y tranquilizar la mente. Así se crea el estado ideal para utilizar el acto sexual como vehículo para emplear y transformar nuestra forma más vigorosa de energía creativa: la energía sexual.

El tantra considera que, cuando el cuerpo y la mente están en armonía y hemos alcanzado el equilibrio físico, mental, emocional y espiritual, la energía producida durante el acto sexual se puede transformar en autoconciencia, revitalización y en el éxtasis de la unión divina.

Los taoístas se centran en el equilibrio del yin y el yang, y en llevar al punto culminante la potencia y el placer del acto sexual mediante un completo equilibrio de energía en el interior del cuerpo. Con ello se mejora la salud, se alcanza la felicidad y la longevidad. Ambas tradiciones, no obstante, sobre todo el taoísmo, afirman que hay momentos y situaciones –lo que el doctor Stephen Chang denomina Lo Prohibido– en que se aconseja no hacer el amor.

Pérdida de energía

La energía sexual posee un efecto estimulante y los partidarios del tantra y los taoístas se han interesado en reducir la pérdida de energías sexuales cuando se intercambian y transforman antes, durante y después de hacer el amor. La observación de la naturaleza y el universo, y del flujo de energía generada a nivel interno y externo, ha conducido a los taoístas a descubrir la relación entre ambos. Ello les llevó a identificar ciertos momentos y situaciones en que debe evitarse el acto sexual, ya que puede tener unos efectos debilitadores a nivel energético, provocando desequilibrios que se podrían manifestar en forma de enfermedad.

Energía externa

El acto sexual puede dejar a una persona muy abierta, vulnerable frente a las energías exteriores, y si esas energías son de naturaleza caótica, desequilibrarán la energía interna. Así pues, se aconseja no hacer el amor en momentos de perturbaciones en la naturaleza, como tormentas violentas, huracanes o condiciones meteorológicas severas en que se trastorna el campo electromagnético de la tierra.

EMOCIONES

Los taoístas también consideraban que cualquier tipo de estado emocional extremo no es saludable y que puede interrumpir el flujo de energía sutil o chi (véase pág. 16). Asimismo, creían que la energía necesaria para hacer el amor podía trastornar esa misma energía. Igualmente, debe evitarse el acto sexual si uno de los amantes experimenta un estado emocional extremo, como ira, temor, fatiga, tristeza e incluso alegría. Esperar para hacer el amor hasta que ambos se hayan tranquilizado y centrado tras una discusión o un trastorno emocional.

En *Huang Ti Nei Ching (El clásico del emperador amarillo de la medicina interna)* se describen las distintas formas en que las emociones trastornan el flujo de chi. Se trata de la recopilación de consejos que recibió el Emperador Amarillo (véase pág. 13) por parte de su asesor médico, Chi Po. Según Chi Po: «La ira estimula el chi, la alegría lo hace disminuir; la pena disipa el chi, el temor provoca su descenso; la sorpresa dispersa el chi, el agotamiento lo elimina y el pensamiento lo concentra».

COMIDA, BEBIDA Y MEDICAMENTOS

La comida y la bebida también afectan el equilibrio de energía. Después de una comida hay que esperar, al menos, media hora antes de hacer el amor. Si no se tiene en cuenta, la energía sexual entra en competición con la energía digestiva, provocando una indigestión y un agotamiento de energía. No se debe hacer el amor cuando se ha bebido, ya que ello estimula en exceso el cuerpo y puede dificultar la regulación del flujo de chi (véase pág. 16).

Para los taoístas, el sexo se consideraba nocivo si la mujer no quedaba totalmente satisfecha, porque ello produce un desequilibrio interno en los amantes. También se aconseja que se evite el acto sexual si uno de los dos sigue un tratamiento médico o si se halla bajo el efecto de algún medicamento.

Se prohíbe también la sexualidad si se está en período de recuperación de una operación o una grave enfermedad, porque durante la convalecencia el cuerpo tiene que conservar la energía para la regeneración de los órganos y las células. En este tipo de circunstancias, la energía sexual puede suponer un obstáculo al proceso curativo más que una ayuda.

AGUA

Puesto que el agua en el cuerpo neutraliza la energía, no hay que bañarse o ducharse inmediatamente después del acto sexual. Deberíamos esperar de veinte a treinta minutos para que el cuerpo absorba las energías sexuales.

Para algunas personas, hacer el amor con la vejiga llena constituye una experiencia placentera, pero puede suponer una gran tensión para los riñones e impide la total relajación durante el acto sexual. Orinar al menos diez minutos antes de hacer el amor favorece el equilibrio de los órganos internos.

Homosexualidad

Para las personas homosexuales, así como para las heterosexuales, el equilibrio interno de los aspectos masculinos y femeninos, el yin y el yang, resulta vital. Las técnicas de yoga (véase pág. 48), incluyendo la meditación y el control de la respiración, ayudan a que el cuerpo y la mente se sitúen en un estado de armonía y equilibrio.

Cada persona posee una mezcla y proporción distinta de rasgos masculinos y femeninos a nivel mental, emocional, físico y mental. Y dado que las hormonas masculinas y femeninas se presentan en el hombre y en la mujer en diversas proporciones, en efecto, ningún hombre es completamente masculino y ninguna mujer es completamente femenina.

En la sexualidad homosexual resulta imposible experimentar un total equilibrio de las energías masculina y femenina y la elevada armonía del yin y el yang. La homosexualidad, no obstante, no va contra la filosofía del tao, y en la filosofía tántrica todas las variaciones de coito juegan un papel positivo y natural en la plenitud de la sexualidad humana. Las prácticas y técnicas de este libro se pueden adaptar a las parejas homosexuales de ambos sexos.

Homosexualidad masculina

En los textos tántricos y taoístas, el sexo anal entre hombres se considera malsano y potencialmente nocivo por motivos de salud y psicológicos. Se considera, pues, necesario que los hombres homosexuales alternen el papel activo y pasivo por motivos de salud y para equilibrar las energías del yin y el yang. Uno puede estimular su energía yin, que es la femenina y se asocia al agua, por medio de la meditación para concentrar sus pensamientos en el agua. Además, mediante el masaje del pene se estimulan los puntos reflexológicos (véase pág. 141), lo que en las parejas heterosexuales activa la vagina femenina durante el coito.

Homosexualidad femenina

El hombre puede realizar fácilmente un masaje en el cuerpo y el glande del pene para estimular los puntos reflexológicos, pero en el caso de las mujeres homosexuales un masaje interno, que estimule todos los puntos, no resulta tan sencillo.

Si el cuerpo debe adquirir energía mediante la estimulación de los puntos reflexológicos, se requiere fuerza vital. Los complementos sexuales, como los consoladores, no poseen energía vital, y los dedos, debido a su tamaño y forma, no proporcionan una estimulación equilibrada. No obstante, una de las amantes puede estimular su energía yang, que es la masculina y se asocia con el fuego, tomando el sol y, por tanto, su cuerpo absorberá la energía del sol. Otra opción sería utilizar la meditación para dirigir la energía yang hacia los genitales y los ovarios.

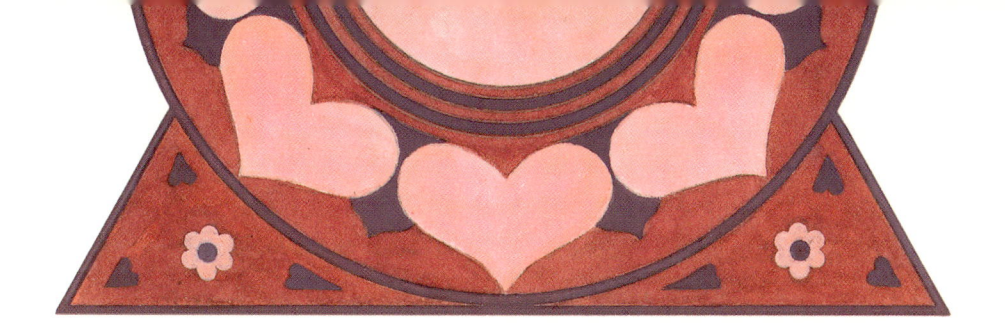

VI

El acto sexual

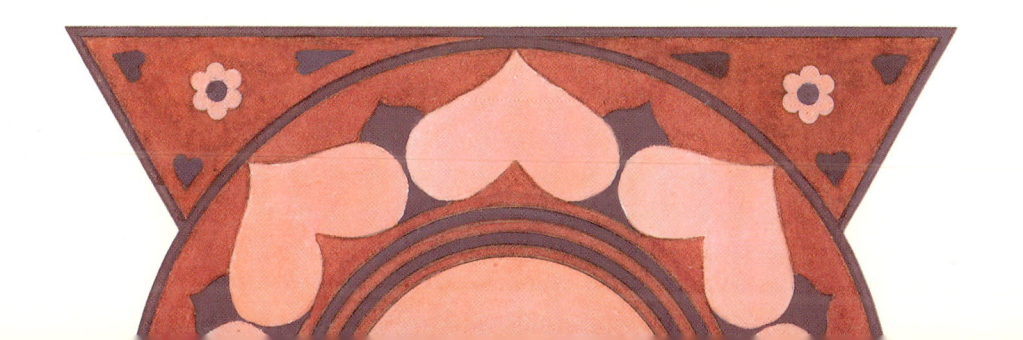

Posturas para hacer el amor

Mediante la combinación de las prácticas sexuales tántricas y taoístas con la conciencia del cuerpo y de su funcionamiento, la pareja en conjunto puede obtener una nueva perspectiva del acto sexual y convertirlo en una experiencia erótica sublime y satisfactoria.

Adquirir conciencia, simplemente leyendo este libro, de que hay más sexualidad de la que advierten muchas personas y de que los tántricos y taoístas poseían los secretos del verdadero y maravilloso acto sexual, constituye el primer paso para integrar esa antigua sabiduría a nuestra vida cotidiana. Las formas antiguas y familiares de hacer el amor pueden pasar a ser nuevas y excitantes con la aplicación de esas técnicas, y la felicidad y la paz interior que conllevan enriquecerá nuestras vidas.

Todos tenemos posturas preferidas para hacer el amor y toda posición imaginable la ha probado indudablemente alguien, en algún lugar y en un momento u otro. Independientemente de las posturas que escojamos, su disfrute se puede intensificar en gran medida si se desarrolla el conocimiento de cómo se alinean los chakras (véase pág. 18) propios con los de la pareja, de qué forma las pautas respiratorias favorecen o dificultan las sensaciones, cómo la forma del cuerpo externo femenino puede alterar la forma de la vagina y de cómo la suavidad o dureza de los empujes produce diferentes efectos. El truco radica en esta conciencia a la hora de hacer el amor sin en realidad pensar en ello.

Para facilitar la desconexión de la mente, cerrar los ojos y disfrutar las sensaciones o bien mirar fijamente a los ojos de la pareja, espirar por la boca, dejando que salga el sonido.

Resulta muy importante estar cómodo al hacer el amor, de modo que podemos disponer de cojines para apoyarnos en distintas posiciones. Si nuestro cuerpo no está acostumbrado a ningún tipo de ejercicio, realizaremos los movimientos y cambios de postura con suavidad. Las técnicas de meditación y yoga pueden sernos de ayuda para preparar la mente y el cuerpo para el acto sexual.

Mi pareja y yo hemos comprobado que mantener el sentido del humor es esencial cuando se prueban algunas de las posturas más exigentes. A pesar de que hemos adquirido más resistencia y flexibilidad con la práctica del yoga, algunas de estas posturas nos han resultado difíciles de mantener. En realidad, no importa si las ponemos en práctica o no, ¡en todo caso sirven para ilustrar que todo es posible!

> *"Los actos pasionales que se producen durante el coito no se pueden definir y son tan irregulares como los sueños."*
>
> KAMA SUTRA

Las antiguas posturas preferidas

En esta parte del libro se describen las posturas para hacer el amor que nos resultarán familiares a casi todos. Las posturas ilustradas son algunas de las más directas a la hora de hacer el amor, pero a pesar de su simplicidad resultan muy satisfactorias para ambos. La mayor parte de nosotros hemos adoptado estas posturas básicas en un momento u otro del acto sexual y con un poco de imaginación podemos idear fácilmente nuestras propias variaciones a partir de éstas y disfrutar de una divertida experimentación.

Siempre que deseemos probar algo diferente, no obstante, no olvidemos comunicar nuestros deseos a la pareja, utilizando palabras, movimientos, gestos o sonidos.

La comunicación íntima de esta naturaleza es importante sobre todo en una relación duradera, cuando hacer el amor y la expresión de la sexualidad suelen limitarse a una gama relativamente reducida de métodos poco ambiciosos.

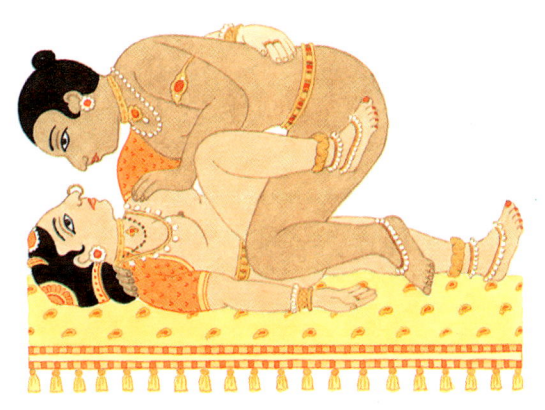

Posturas de nivel superior

A partir de mis estudios sobre el arte erótico oriental, considero que existen pruebas evidentes de que las mujeres representadas en las pinturas y esculturas eran grandes expertas en la utilización de las extremidades y el cuerpo para crear las formas y posiciones más extraordinarias. Conocían muy bien, sin duda, la práctica del yoga.

Gran parte de las posiciones que aparecen en ésas imágenes eróticas se describen en los manuales sobre el amor como el *Kama Sutra*: obra hindú escrita alrededor del siglo II d. de C. por un sabio llamado Vatsyayana. Aporta gran variedad de información sobre temas sexuales y describe numerosas posturas para hacer el amor. Para los que deseen adentrarse en la aventura, he descrito algunas de las posturas más «gimnásticas» del *Kama Sutra* que se suman a la tradición tántrica.

POSTURAS PARA HACER EL AMOR : 119

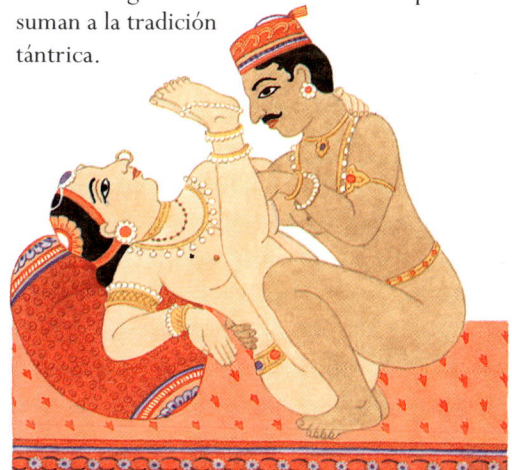

SERIES DE NUEVE
Una Serie de Nueve consiste en nueve empujes superficiales y uno profundo, después ocho superficiales y dos profundos, seguidos de siete superficiales y tres profundos y así sucesivamente hasta llegar a nueve profundos y uno superficial:

1 nueve superficiales, uno profundo
2 ocho superficiales, dos profundos
3 siete superficiales, tres profundos
4 seis superficiales, cuatro profundos
5 cinco superficiales, cinco profundos
6 cuatro superficiales, seis profundos
7 tres superficiales, siete profundos
8 dos superficiales, ocho profundos
9 uno superficial, nueve profundos

El objetivo se centra en realizar el máximo número posible de Series de Nueve sin eyacular. Al principio, esta cantidad de estimulación del pene al hombre le resulta abrumadora, por lo tanto es importante que varíe el número de series y el ritmo según su capacidad personal.

LOS RITMOS DEL AMOR

Los antiguos manuales sobre el amor contienen consejos útiles sobre la manera en que el hombre debe regular y controlar los empujes durante el acto sexual con la finalidad de conseguir el máximo placer para él y su pareja. Algunos también describen los estadios de la excitación sexual femenina y asesoran sobre la respuesta masculina.

LOS NUEVE MOVIMIENTOS

El *Kama Sutra* enumera los Nueve Movimientos del Hombre (véase la página siguiente), que deben realizarse durante el acto sexual con plena conciencia y lo más artísticamente posible. Con estos movimientos, el hombre tiene la oportunidad de observar a su pareja y sus preferencias durante los diferentes estadios del acto sexual. El *Kama Sutra* apunta que el hombre debe centrar la atención en las partes del cuerpo de la mujer donde ella posa la mirada y ser consciente de sus sonidos y acciones durante el acto sexual, los cuales ponen de manifiesto su nivel de excitación y de placer. Asimismo, la mujer puede adoptar el papel masculino y utilizar esos movimientos con su pareja.

LOS DIEZ ESTADIOS

La Muchacha Pura, Su Nü, también se conoce como la Diosa de la Concha y forma parte de la tríada de iniciadoras al sexo del Emperador Amarillo en la antigua tradición china. Ella enumera los Diez Estadios del Amor (véase la página siguiente), en que se describen los movimientos de la mujer durante el acto sexual y explica cómo indican el nivel de pasión y excitación, dónde desea que la toquen y la manera en que quiere que el hombre se mueva.

NUEVE SUPERFICIALES, UNO PROFUNDO

El método más popular de empujes en los textos taoístas se basa en el número nueve, el número que se considera que representa la potente energía yang. El ritmo –nueve movimientos superficiales y uno profundo– intensifica el placer, evita la eyaculación precoz y mantiene un elevado nivel de conciencia y concentración; la mujer lo encuentra delicioso. El movimiento profundo, además de su estimulación sensorial, expulsa el aire de la vagina. Con ello se produce un vacío parcial en la vagina durante los empujes poco profundos, haciendo que la mujer se sienta, en primer lugar, adorada y después satisfecha.

El hombre empuja despacio, suave y con gran cariño. Durante los nueve primeros empujes, sólo deja que penetre la cabeza del pene en la vagina; en el siguiente movimiento, penetra todo el pene. Durante los empujes, nunca debe retirarse totalmente.

EL ACTO SEXUAL

LOS NUEVE MOVIMIENTOS DEL HOMBRE

Los Nueve Movimientos del Hombre, tal como los describe el Kama Sutra, *son:*

1 Movimiento hacia adelante: «Cuando se unen los órganos de forma adecuada y directa.»

2 Agitación: «Cuando se sostiene el lingam (pene) con la mano y da una vuelta completa en el yoni (vagina).»

3 Perforación: «Cuando el yoni está en una posición baja y en su parte superior se clava el lingam.»

4 Frotación: «La misma acción en la parte inferior del yoni.»

5 Presión: «Cuando el lingam ejerce presión en el yoni durante un buen rato.»

6 El golpe: «Cuando el lingam se retira a cierta distancia del yoni y después se clava enérgicamente en él.»

7 Golpe de jabalí: «Cuando sólo se frota una parte del lingam contra el yoni.»

8 Golpe de toro: «Cuando se frotan los dos lados del yoni de esta manera, se denomina golpe de toro.»

9 El aleteo del gorrión: «Cuando el lingam se mueve hacia arriba y abajo con frecuencia, sin salir. Tiene lugar al final de la unión.»

LOS DIEZ ESTADIOS DEL AMOR

Según la Muchacha Normal, los Diez Estadios del Amor que atraviesa la mujer son:

1 Ella abraza al hombre con las dos manos, indicando que desea más contacto corporal.

2 Levanta las piernas, mostrando que desea que se le estimule el clítoris.

3 Extiende el abdomen, lo cual significa que desea unos empujes superficiales.

4 Mueve los muslos para demostrar el placer.

5 Acerca al hombre con los pies para mostrar que desea empujes más profundos.

6 Cruza las piernas por encima de la espalda de él porque quiere más.

7 Se agita de un lado a otro para que el hombre realice empujes profundos en los dos lados.

8 Levanta el cuerpo para poner de manifiesto que está disfrutando muchísimo.

9 Relaja el cuerpo, lo cual es indicativo de que el cuerpo y las extremidades están calmados.

10 La vulva fluye, la oleada de yin ha llegado. Es feliz.

Las antiguas posturas preferidas

Estas conocidas posturas dan paso a una nueva vida en que ambos nos sentiremos libres y desinhibidos. Dejemos a un lado lo que no nos gusta de nuestro cuerpo físico y convirtamos el acto sexual en un acto de adoración en que se pierde la personalidad y emergen el dios y la diosa que llevamos dentro.

La mujer encima

La colocación encima permite a la mujer un mayor control sobre la profundidad de la penetración y el ritmo del movimiento. Reajustando la posición de las caderas y la parte superior del cuerpo, la mujer puede cambiar la forma interna de la vagina y, por tanto, variar las sensaciones que sienten los dos, y puede estimular el clítoris frotándolo contra el hueso pubiano.

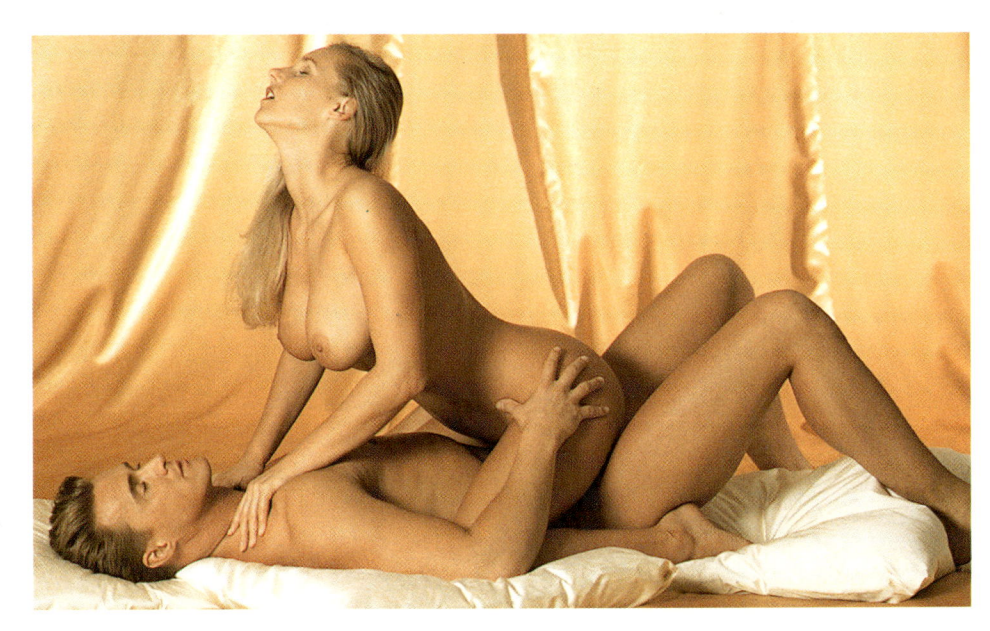

Posición del cuatro

En esta posición, tumbarse de lado, con las rodillas flexionadas, con el hombre detrás de la mujer. Se acoplan los dos cuerpos y, si se desea, se puede hacer el amor sin moverse. Tumbarse juntos y respirar al unísono, sintiendo la calidez del contacto corporal.

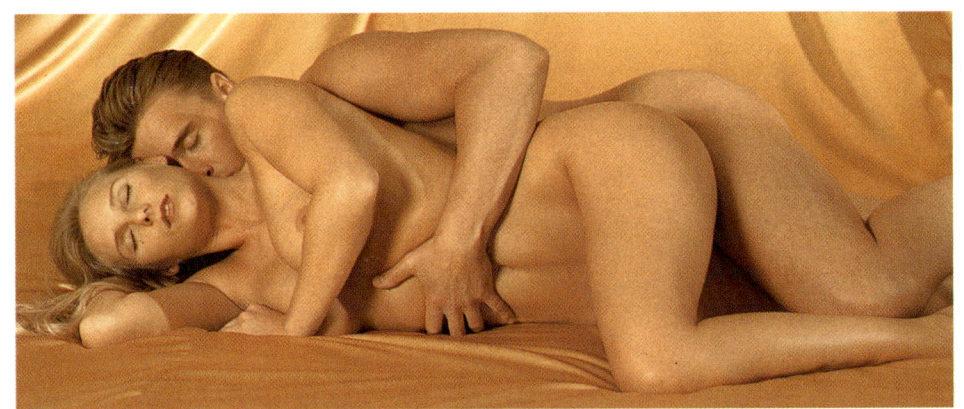

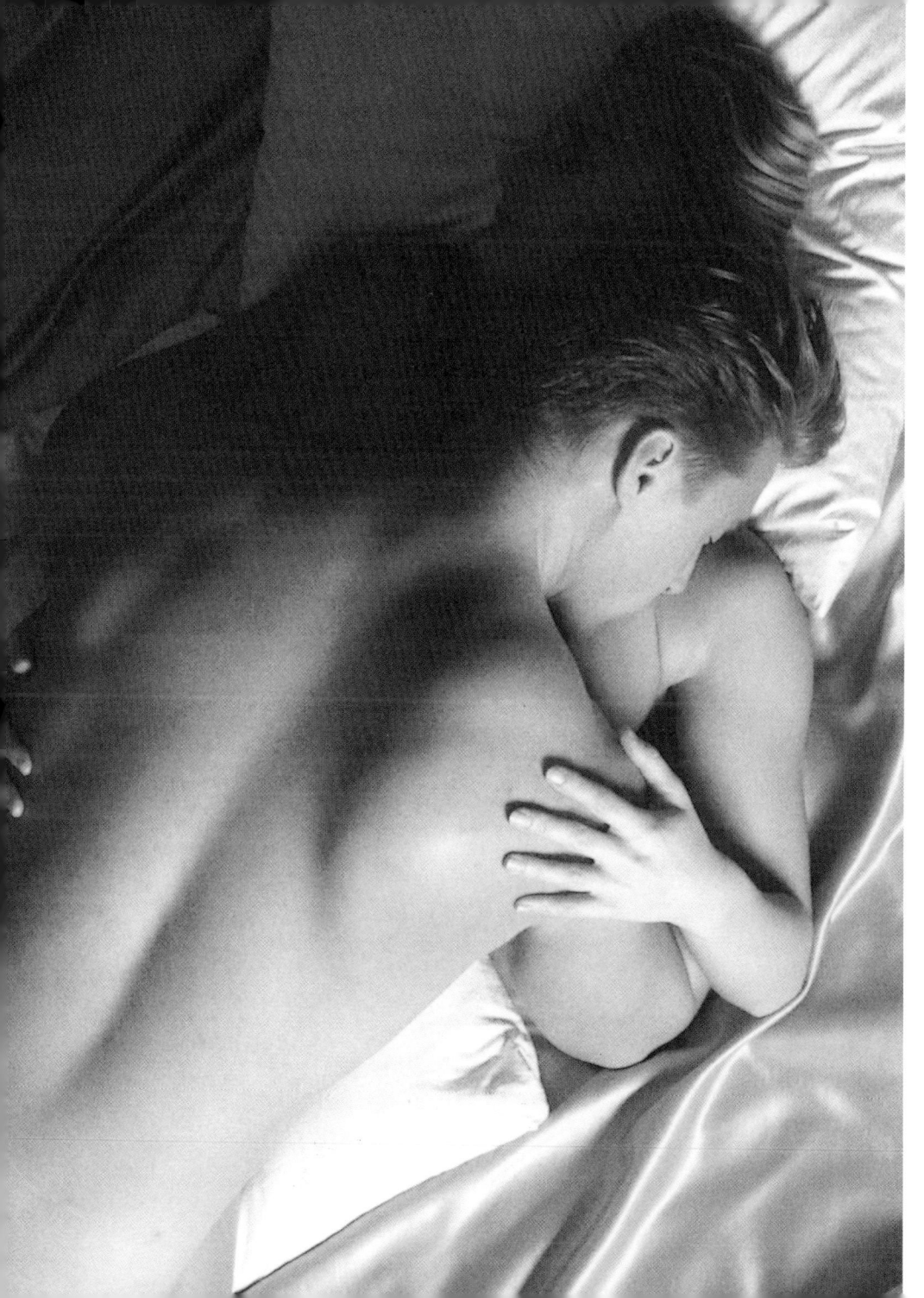

EL MISIONERO

Ésta es la posición básica a partir de la cual se pueden desarrollar muchas variaciones. La mujer se tumba boca arriba y el hombre la penetra tumbado encima de ella. Cuando las piernas de ambos quedan rectas y estiradas, la posición se denomina Postura de Cierre. En esta postura, la mujer puede apretar firmemente los músculos de los muslos de modo que la vagina estrecha el pene de la pareja en los empujes hacia dentro y hacia fuera.

POSTURA DE RODILLAS

En esta postura simple de entrada trasera, el hombre tiene las dos manos libres para proporcionar una estimulación extra a la pareja, acariciándola y tocándole el clítoris. La mujer se apoya sobre las manos o bien puede variar la posición apoyando el peso del cuerpo en los codos. Esta postura permite una penetración profunda, de modo que el hombre tiene que ir con cuidado de no dañar a la pareja con empujes demasiado fuertes.

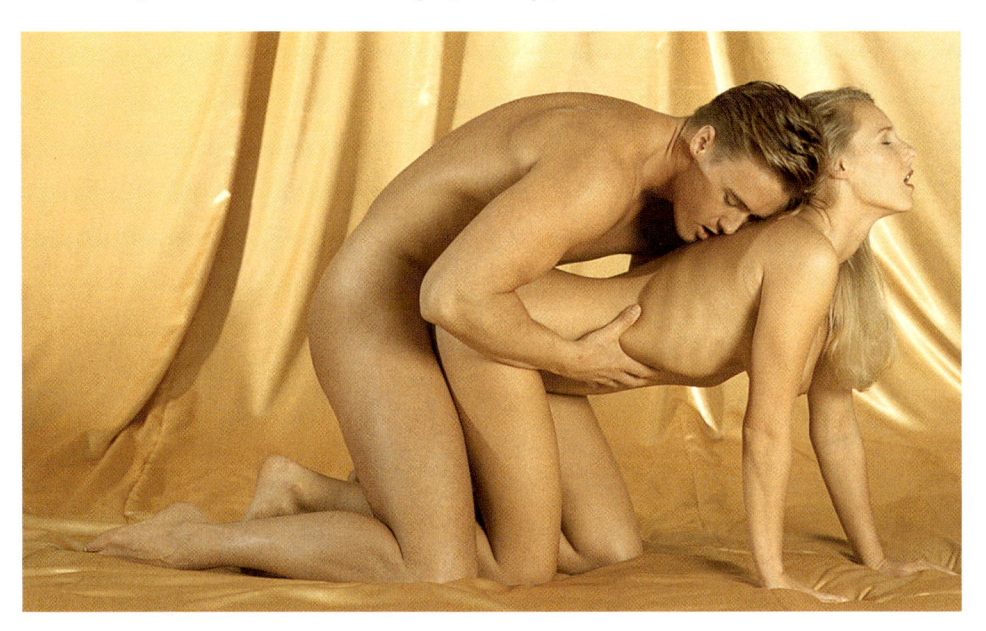

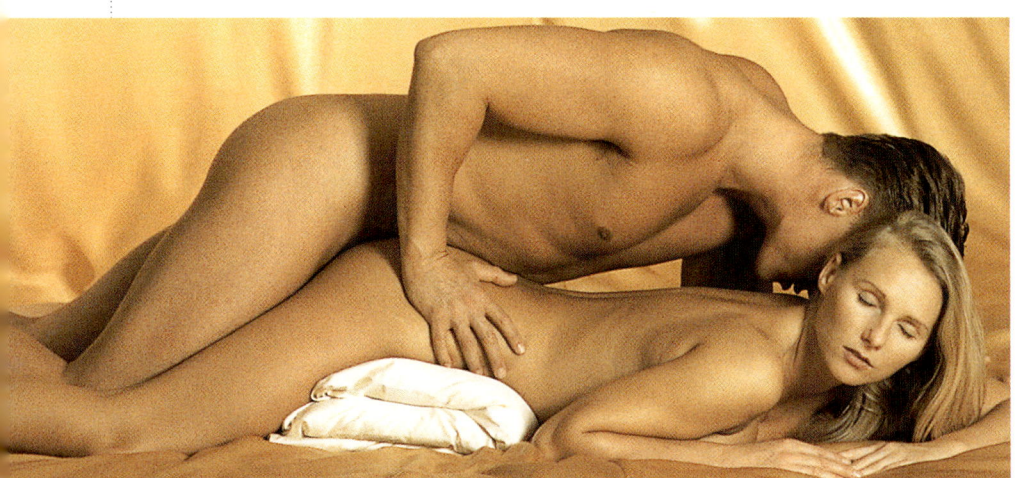

POSTURA DEL ELEFANTE

Se trata de otra postura de entrada trasera que permite una penetración profunda, sobre todo si la mujer coloca uno o más cojines bajo la pelvis como apoyo y así se facilita la penetración. Como en cualquier otra postura para hacer el amor, la mujer debe comunicar a su amante, con palabras amables o gestos, si los empujes son demasiado fuertes o si se encuentra en una posición incómoda.

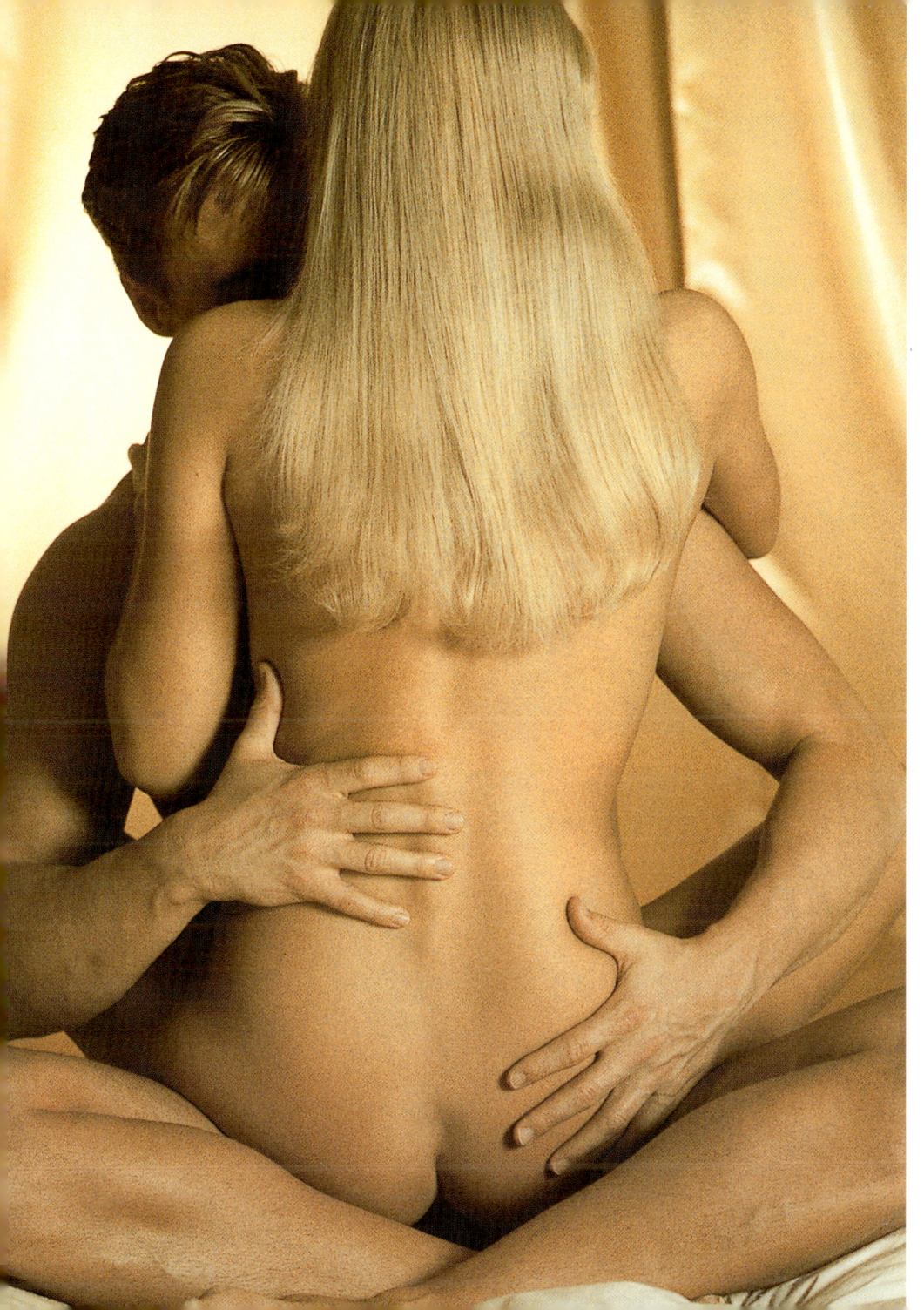

POSTURA YAB YUM

En esta cómoda y afectuosa postura cara a cara, el hombre se sienta en la posición del loto y la pareja se sienta a horcajadas sobre él. El nombre tiene origen tibetano: Yab significa «padre» o el principio original masculino y Yum significa «madre» o el principio original femenino. La postura, por lo tanto, representa la unión del principio masculino y el femenino: la unidad cósmica, la resolución ideal de toda dualidad (véase pág. 129).

ANTIGUAS POSTURAS | 125

POSTURA DE ABERTURA

Es una postura útil para las mujeres a quienes cuesta mover las caderas cuando hacen el amor tumbadas boca arriba. Al estar tumbada con los muslos levantados y separados, puede variar las sensaciones genitales por sí misma y las del amante al, por ejemplo, flexionar las rodillas, levantar una pierna o cruzar las piernas en la espalda del hombre.

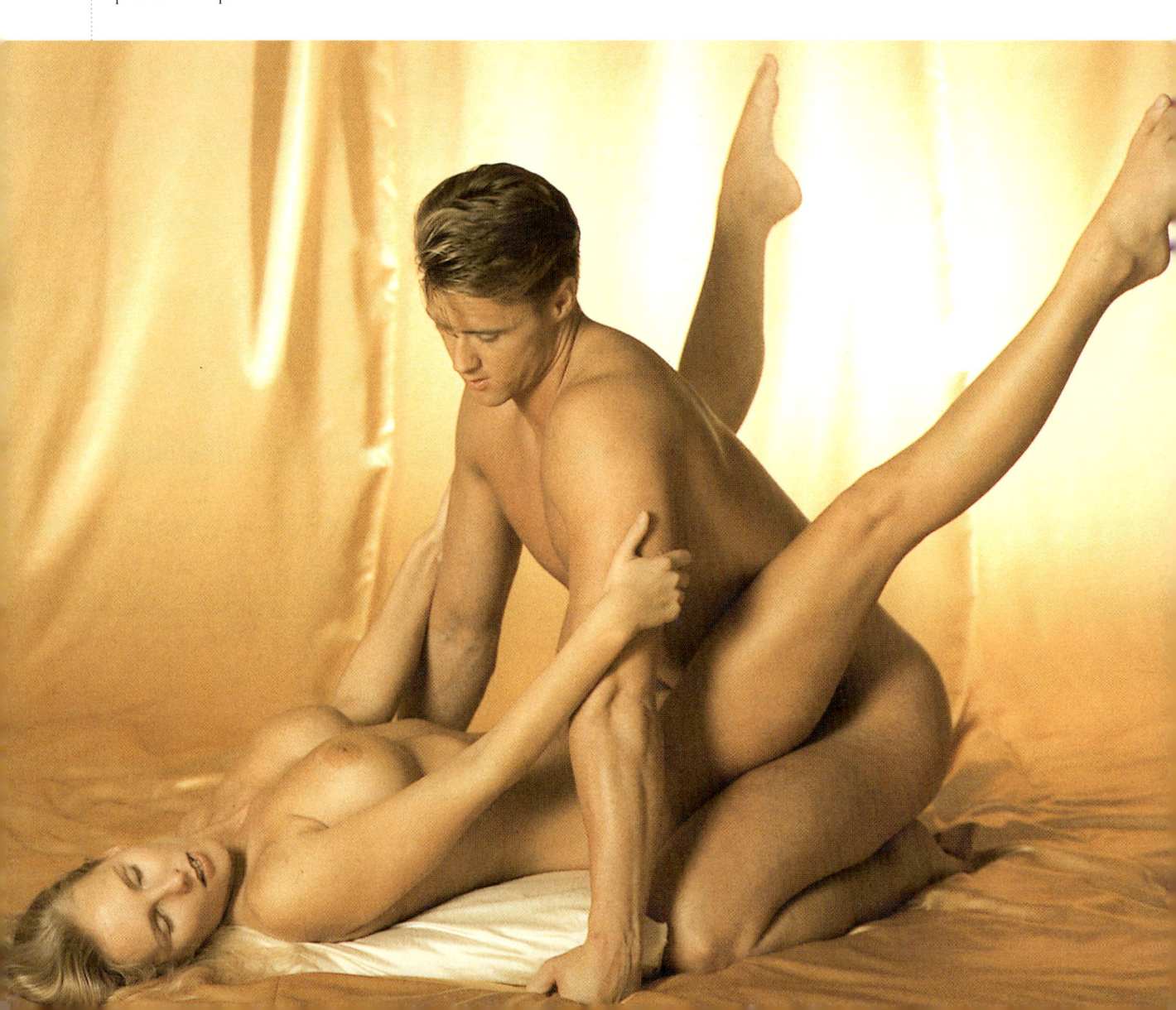

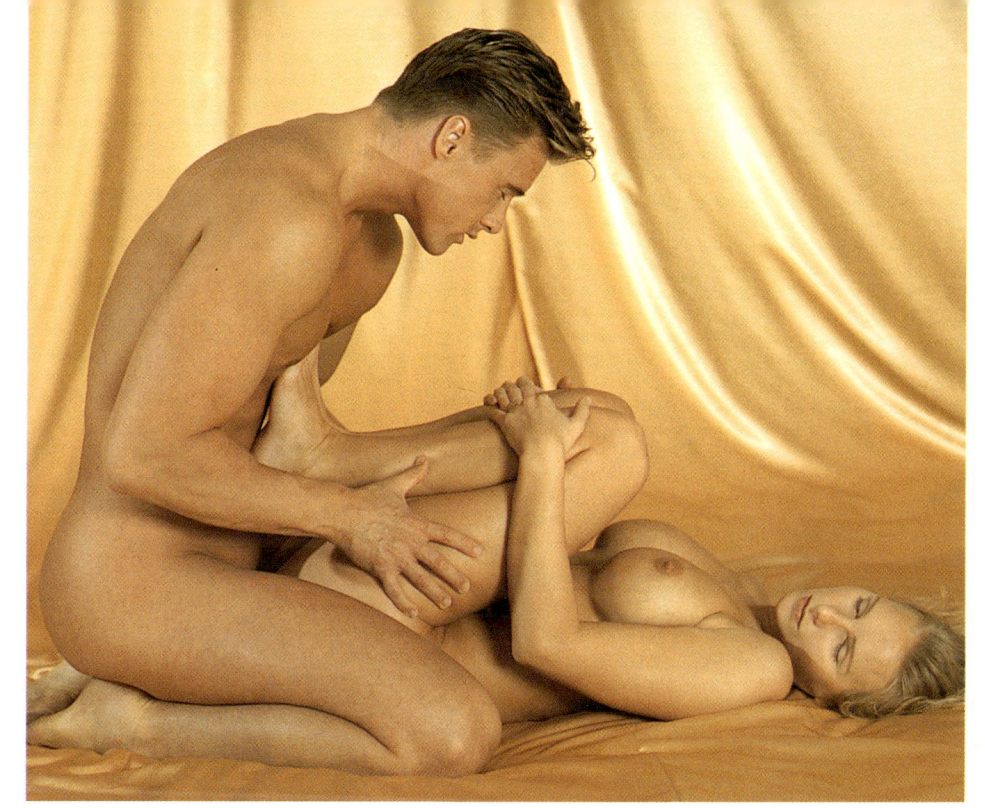

Postura indrani

Para adoptar esta postura, la mujer se tumba boca arriba con las rodillas flexionadas contra el pecho antes de que el hombre la penetre. Al flexionar las rodillas contra el pecho, la mujer pone en tensión los músculos vaginales y muchas mujeres consideran que esta tensión les proporciona una considerable excitación sexual.

Postura de la carroza

Durante una sesión sexual activa y muy apasionada, resulta maravilloso pasar a esta posición y tumbarse inmóvil durante un rato. El hombre se tumba de lado, apoyando la cabeza en un brazo, con las piernas rectas y cruzadas a la altura de los tobillos. La pareja se tumba boca arriba en ángulo recto en relación con él, con las piernas flexionadas por encima de las caderas del hombre. Tras la penetración, ambos permanecen inmóviles.

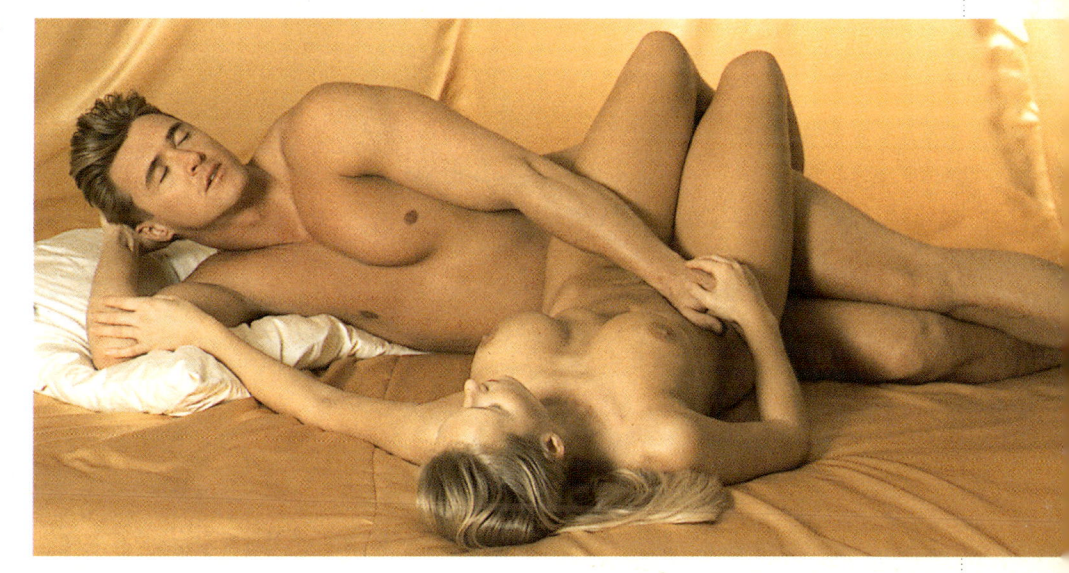

ANTIGUAS POSTURAS

Canalización de energía

En las tradiciones tántrica y taoísta se presentan posturas específicas para hacer el amor que se pueden emplear para canalizar la energía entre los dos componentes de la pareja. El contacto mutuo con las diferentes partes del cuerpo aumenta la energía sexual y ambos sienten los efectos —que pueden ser estimulantes o relajantes— de la energía que se dirige desde los genitales hasta los puntos del cuerpo que se hallan en contacto.

Durante el acto sexual producimos energía relajante y armonizadora cuando determinadas partes del cuerpo se acercan o tocan las de la pareja. Como ejemplos de ello cabe citar cogerse las manos, el contacto de las bocas, mirarse con los ojos bien abiertos, la frente contra la frente, estómago contra estómago, o las plantas de los pies contra las plantas de los pies. Para conseguir una energía más estimulante, colocar distintas partes del cuerpo en contacto con las de la pareja, como la boca o las manos en los genitales, el pecho en los pies, los ojos abiertos y los ojos cerrados, las manos o los pies en el pecho. Con estos métodos podemos producir el tipo de energía que deseemos.

Circuitos de energía

Al adoptar posiciones adecuadas, podemos no sólo producir energía sino además hacerla fluir a través de los dos, como la electricidad fluye por un circuito. Las posturas para canalizar la energía proporcionan un mayor acercamiento emocional, y cuando las energías emergen y fluyen, se pueden compartir momentos de éxtasis mientras se experimenta esa unión. Experimentar distintas posturas y disfrutar las sensaciones que produce la energía que fluye entre los dos.

Al ir pasando a diferentes posturas, hay que tener conciencia de las formas que adoptan los cuerpos, dónde se alinean los chakras con los de la pareja y cómo circula la energía completando circuitos, por ejemplo, al unir las manos o las bocas. Para el hombre, una postura sencilla para canalizar la energía consiste en sentarse con las piernas separadas, mientras la mujer, cara a él, se tumba boca arriba entre sus piernas. Ella agarra los pies de él con las manos, y él los pies de ella. No deben moverse, tan sólo mirarse fijamente y respirar juntos, percibiendo la energía que se desplaza a través de ellos.

La postura *soixante-neuf* o «sesenta y nueve» constituye otro ejemplo más activo que permite a la pareja en conjunto completar circuitos de energía a la vez que se produce una energía estimulante y excitante.

Yantras corporales

Las posturas para el hacer el amor en que los cuerpos y las extremidades crean formas armoniosas también forman parte de la tradición tántrica. Estas posturas, al igual que sucede con las representaciones simbólicas empleadas en la meditación, se denominan yantras (véase pág. 22) y se utilizan para canalizar y dar eco a la energía. Gracias a la conciencia de las formas que crea el cuerpo en determinadas posturas tenemos la posibilidad de crear nuestros propios y particulares yantras.

Una de estas posturas se describe en el *Ananga Ranga* y se conoce con el nombre de Kamachakra (La Rueda de Kama). En ella, el hombre se sienta con las piernas separadas y extendidas mientras su pareja se sienta cara a él sobre su regazo con una pierna a cada lado. Acto seguido, ambos se agarran por los hombros y se echan hacia atrás.

El efecto visual que se consigue mirando desde arriba las piernas extendidas es que parecen los radios de una rueda de bicicleta. Para intensificar este efecto, uno y otro se agarran de las manos y extienden los brazos a los lados, creando de este modo un nuevo par de «radios».

La Postura Yab Yum (véase pág. 125) también crea una forma armoniosa gracias a la posición de los brazos y las piernas: la mujer se sienta en el regazo del hombre rodeándolo con las piernas y los brazos.

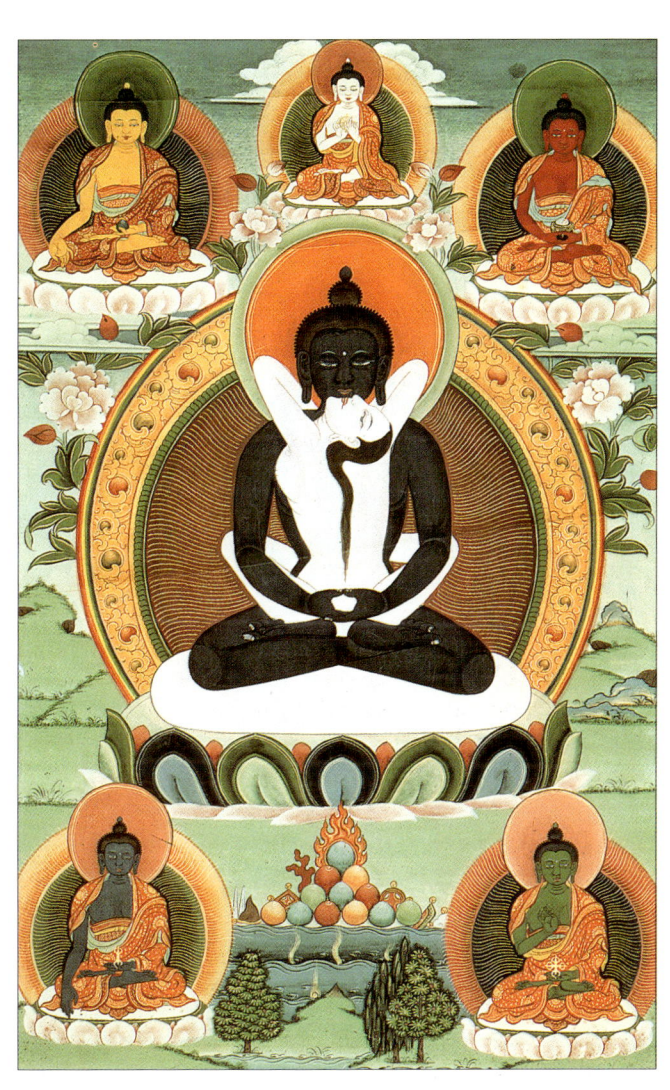

Yab Yum

Yab Yum es una postura utilizada para canalizar energía. La pareja queda unida en un abrazo y se mantiene inmóvil, con la fortaleza y el apoyo de la unión física, mientras contemplan la comunión espiritual por encima de toda preocupación sobre las sensaciones corporales. El hombre se sienta con las piernas cruzadas en el suelo o en la cama, la mujer se sienta en su regazo con las piernas cruzadas en la espalda del hombre.

Absorción mutua

Los textos tántricos y taoístas describen la forma en que la pareja puede absorber mutuamente las esencias vitales durante el acto sexual. Para los taoístas, esta absorción mutua constituye un intercambio de las esencias yin y yang en que el hombre se beneficia de la absorción del yin y la mujer de la absorción del yang. La fuerza de este intercambio sólo se puede experimentar cuando existe un vínculo amoroso en la pareja que complementa lo físico con lo espiritual.

Esencia yin

Las formas en que el hombre puede absorber la esencia yin de su pareja aparecen descritas en un ensayo del sabio taoísta Wu Hsien, escrito durante la dinastía Huan, hace unos dos mil años.

En este ensayo, *La gran libación de los tres puntos álgidos*, Wu Hsien describe tres tipos de esencia yin –el Manantial de Jade, la Nieve Blanca y el Agua de Flor de Luna– y explica cómo se alcanzan los «tres puntos álgidos» de la mujer cuando se halla sexualmente excitada. Se trata del punto máximo o Cima del Loto Rojo (los labios), el punto central o Cimas Gemelas (los pezones) y el punto inferior, denominado la Puerta Oscura (la vulva).

Manantial de Jade

El acto de beber del Manantial de Jade, la saliva de la mujer excitada sexualmente, se considera como una excelente manera para fortalecer la esencia yang masculina y es básico para la armonía del yin y el yang. Según Wu Hsien, el Manantial de Jade lo segregan un par de conductos situados debajo de la lengua de la mujer, y para poner de manifiesto sus propiedades especiales, el hombre debe lamerlo en el Estanque Florido (la boca femenina) y tragárselo.

Nieve Blanca

De los tres puntos álgidos, el punto central, la fuente de la Nieve Blanca, es el primero en el que debe centrarse la atención. La Nieve Blanca es la esencia que se dice que emanan los senos femeninos durante una intensa excitación sexual, una secreción física que se produce de forma espontánea gracias a la excitación sexual y la voluntad y el deseo de la mujer de entregarse libremente. Cuando se succionan los senos y los pezones de la mujer, la matriz se contrae y se activa el sistema glandular, que a su vez hace fluir la Nieve Blanca. Las secreciones de los senos también se producen a niveles sutiles y no físicos.

La Nieve Blanca, como su nombre indica, es de color blanco y, además, tiene un sabor dulce. Cuando el hombre succiona y bebe la Nieve Blanca, está nutriendo el bazo y el estómago. Para la mujer es aún más positivo: puede mejorar la circulación sanguínea, contribuir a regularizar los períodos y aportarle relajación y felicidad. Se cree que es la más importante de las tres secreciones sexuales femeninas y la de la mujer que no ha tenido hijos se considera la más efectiva.

Agua de Flor de Luna

La esencia altamente lubricante que se encuentra en la Puerta Oscura femenina durante la culminación de la excitación sexual se denomina Agua de Flor de Luna. Normalmente se concentra en el Palacio del Yin (la matriz), la puerta del cual se abrirá para liberar la esencia cuando la mujer llega al orgasmo. La naturaleza del Agua de Flor de Luna varía según el estado de salud de la mujer, la dieta, el carácter, el momento del mes y el nivel de pasión sexual. Se considera más positiva cuando su sabor es dulce.

El hombre puede absorber el Agua de Flor de Luna a través de la boca, los labios y la lengua durante el sexo oral. Puede absorberla, asimismo, con la cabeza del pene durante el coito, retirándose ligeramente de la vulva y visualizando la absorción. La cabeza del pene absorbe fácilmente el Agua de Flor de Luna al fluir desde la matriz hacia las paredes interiores de la vagina.

El mantener el pene dentro de la vagina el máximo tiempo posible sin eyacular permite al hombre absorber la inagotable esencia yin de la pareja. Cuando el Agua de Flor de Luna empieza a fluir, el hombre debe retirar el pene ligeramente sin detener los empujes, y al mismo tiempo besar apasionadamente los labios de la amante y chuparle los pezones.

Esencia yang

Si el hombre opta por eyacular y la pérdida de semen agota su energía y esencia yang, puede contrarrestar la pérdida y reponerla absorbiendo de forma consciente las secreciones femeninas. Ahora bien, el hombre nunca debe forzar la eyaculación y debe evitarla si su cuerpo físico se encuentra débil. La mujer puede absorber la esencia yang sin necesidad de que el hombre eyacule, y resulta importante que ambos comprendan que la eyaculación no es el único criterio para juzgar el éxito del acto sexual. El objetivo se centra en absorber la energía mutua, «¡no en "ordeñar" al otro hasta dejarlo seco!».

Si el hombre opta por la eyaculación, o si no puede evitarla, la disfrutará y transmitirá afectuosamente el semen la pareja para que lo absorba, después absorberá conscientemente su energía yin, manteniendo el pene en el interior de la vagina. La retención de semen, sin embargo, permite que él le entregue a ella su energía sin agotar la suya (véase pág. 45).

CÓPULA DE LA VACA

La mujer flexiona el cuerpo hacia adelante a partir de la posición de pie, de forma que el apoyo reside en las manos y los pies. Unas almohadas, cojines u otro afianzamiento para las manos reducirán la inclinación y podrá mantener la postura sin notar incomodidad. La pareja se une a ella por detrás y, en palabras del *Kama Sutra*, «la monta como hace el toro».

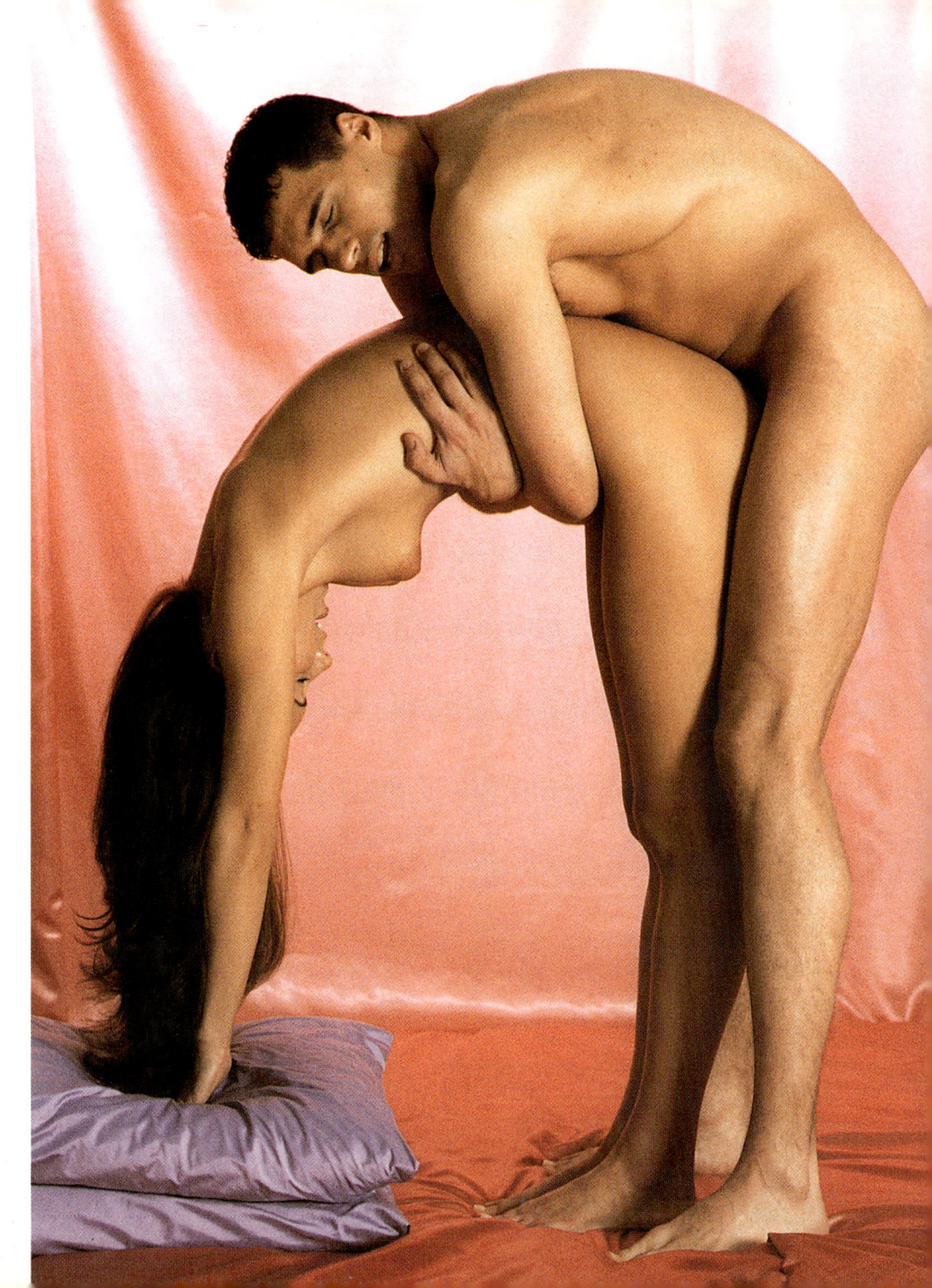

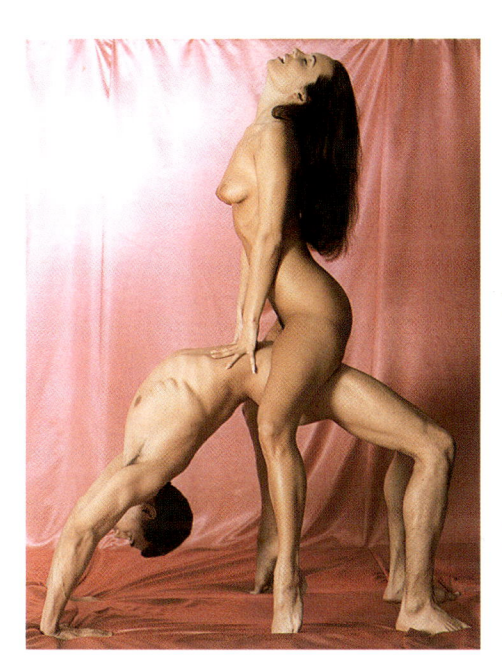

Posturas de nivel superior

Presentamos aquí algunas de las posturas más imaginativas que se describen en el Kama Sutra. *Resultan divertidas, y cuando se dominan, excitantes y satisfactorias. Si uno no está acostumbrado a ellas, no obstante, tiene que tener en cuenta que algunas exigen cierta fuerza y sentido del equilibrio: atención al movimiento para evitar lesiones en los músculos y en la columna.*

El balanceo

Requiere práctica y sentido del humor para el aprendizaje, así como cierta atención para evitar el riesgo de lesión en la espalda. El hombre se tumba boca arriba, levanta el cuerpo en posición de puente, apoyándose en pies y manos. La pareja se sienta suavemente sobre él, flexiona las rodillas para levantar las piernas y hace girar ligeramente el cuerpo en un movimiento rotatorio, manteniendo el pene en el interior de la vagina.

La división del bambú

La mujer se tumba boca arriba con las piernas levantadas y la pareja se arrodilla frente a ella y la penetra. Ella coloca un pie sobre el hombro de su pareja, extendiendo la otra pierna, alternando la posición de las piernas durante la realización de la postura, que podría calificarse de danza. Exige la concentración de la mujer para encontrar el ritmo satisfactorio al alternar la posición de las piernas.

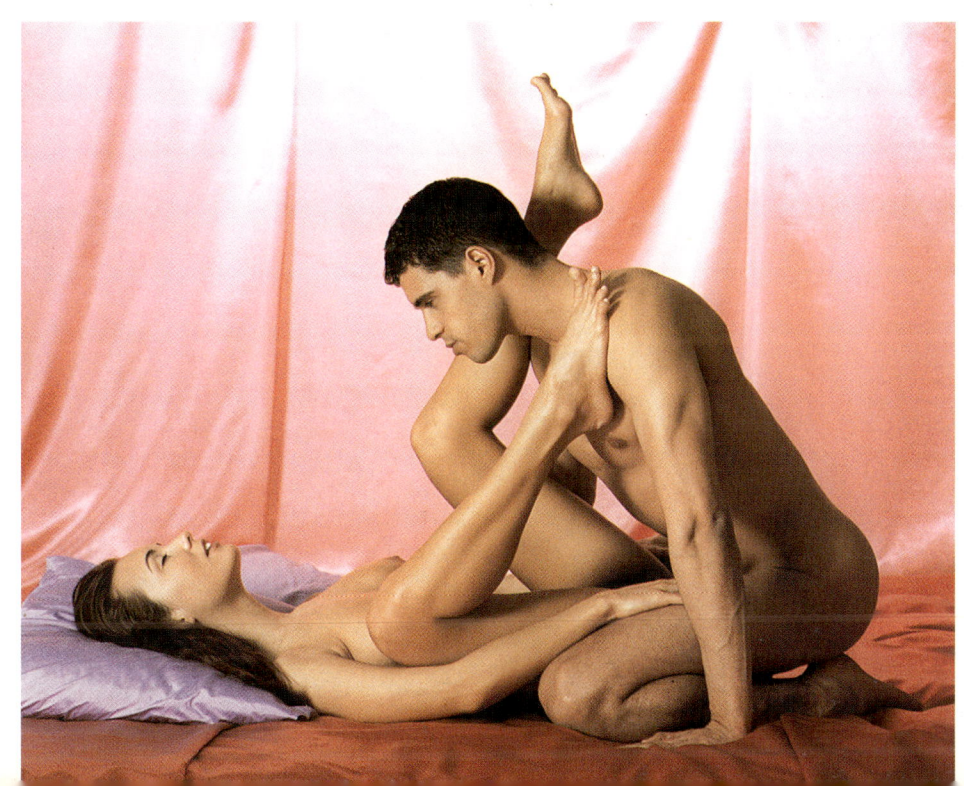

Cópula en suspensión

El hombre apoya ambos pies en el suelo, sosteniendo a la pareja por las nalgas mientras ella se agarra con los brazos a sus hombros y con las piernas a su cintura. Él soportará mejor el peso si la mujer flexiona ligeramente las rodillas, y con ello podrá empujar con mayor facilidad.

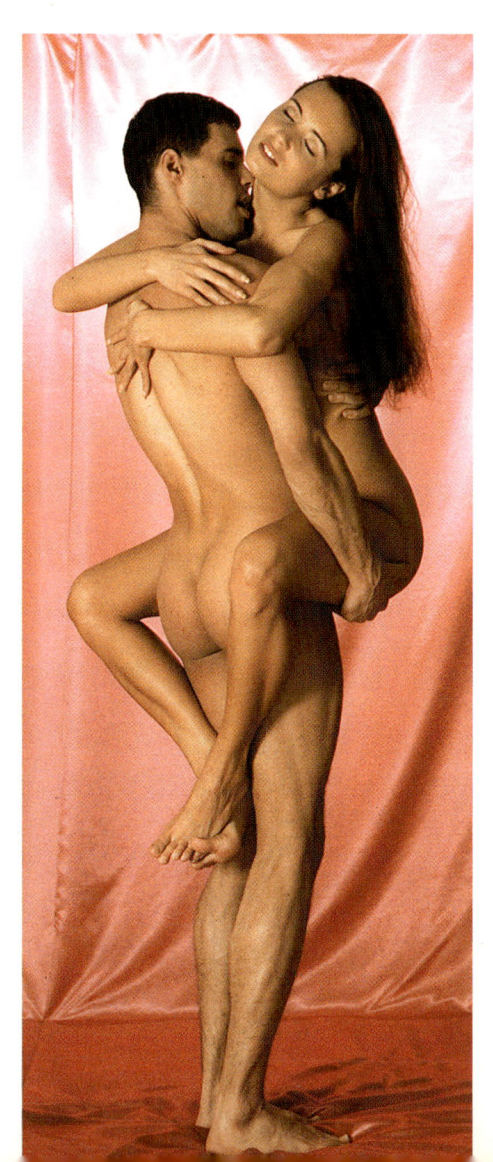

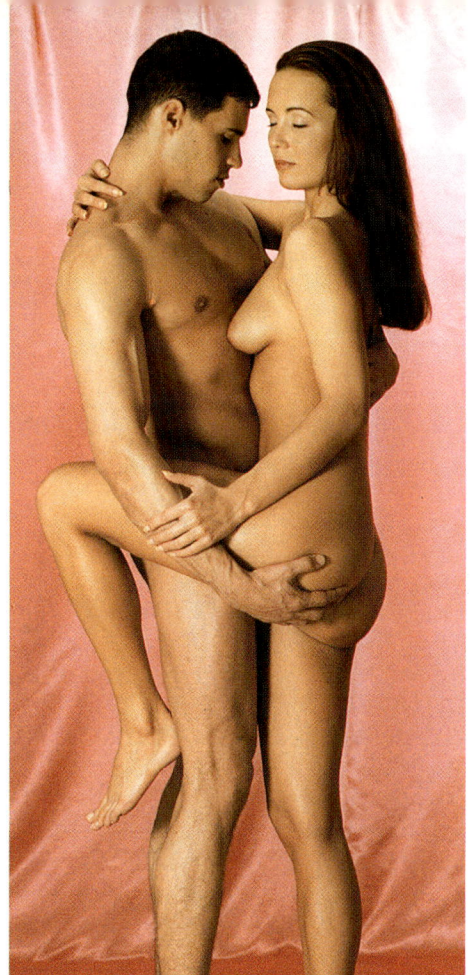

Las tres huellas

El hombre apoya los dos pies en el suelo y su pareja, frente a él, se apoya en un solo pie y coloca el otro muslo contra la cintura de él o lo une a la parte posterior del muslo de él. El hombre la ayudará a mantener la posición y el equilibrio, aguantando con la mano el muslo levantado. Muchas parejas la consideran una postura más fácil que la de la Cópula en Suspensión (izquierda), básicamente porque la postura de la mujer es más estable pero también porque ella puede responder mejor al empuje de la pareja.

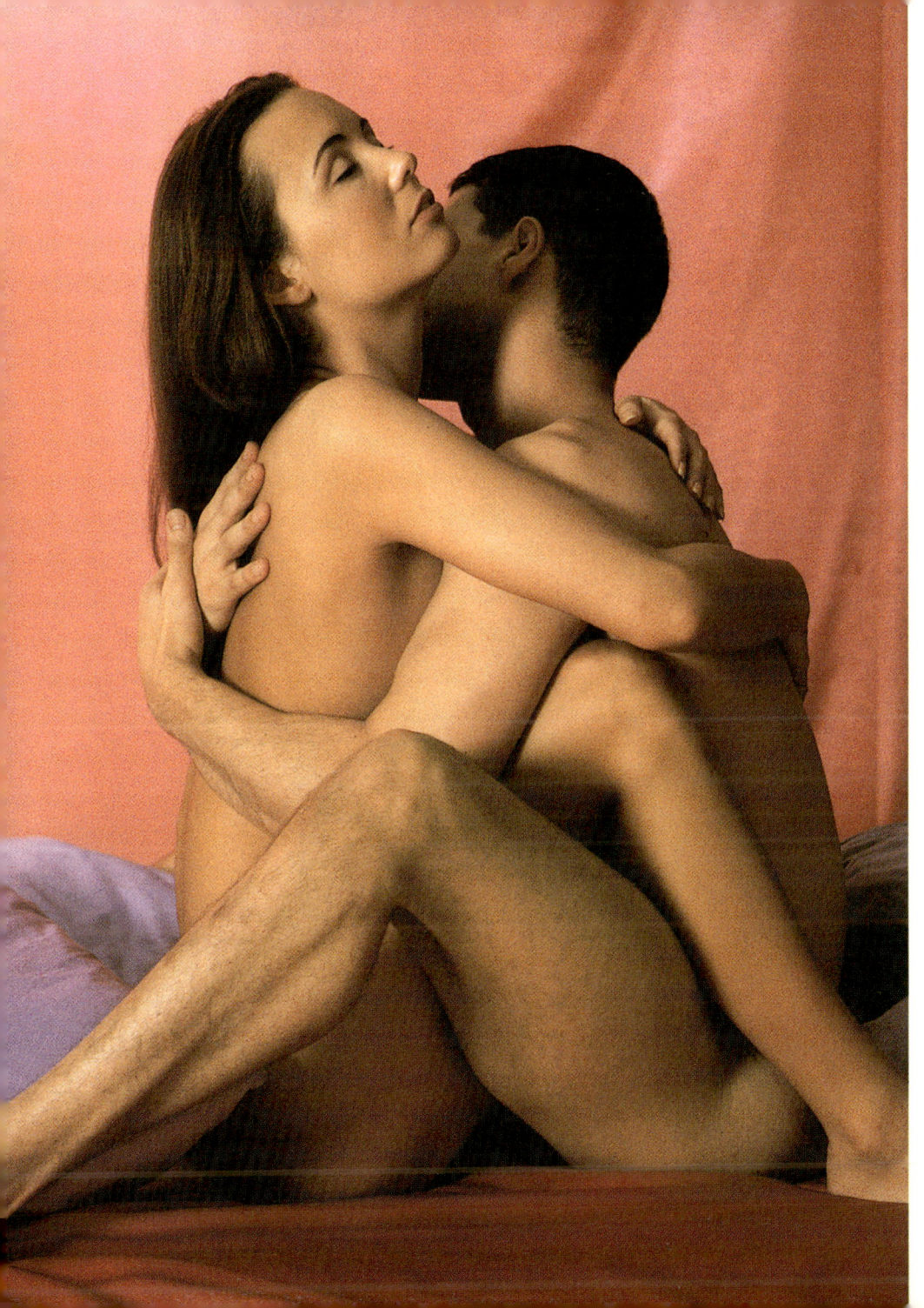

BALANCEO-VAIVÉN

Los dos sentados, cara a cara, abrazándose. Tras la penetración, utilizan el peso del cuerpo para efectuar un movimiento de balanceo hacia adelante y hacia atrás, como el del columpio. Excelente postura para el acto amoroso prolongado.

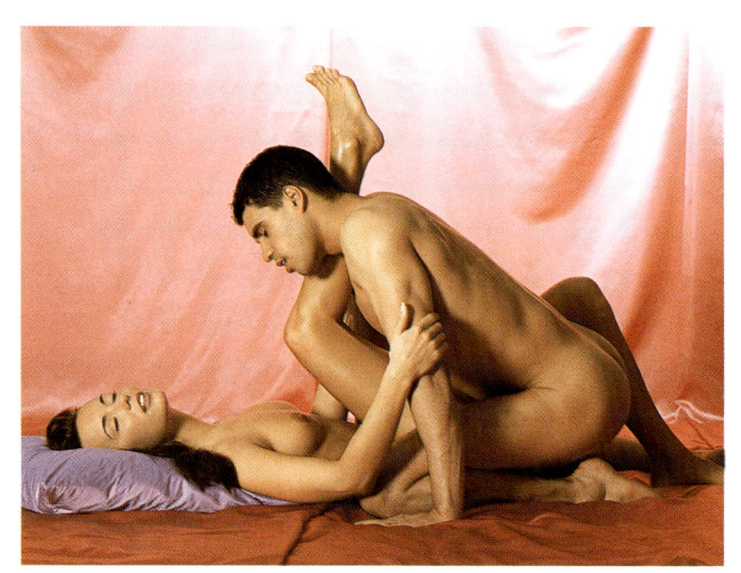

Una pierna levantada

La mujer se tumba boca arriba y el hombre se arrodilla entre sus piernas. Ella coloca la pierna derecha sobre el hombro izquierdo de la pareja mientras levanta el muslo izquierdo. Tras la penetración, ella ejerce presión contra el cuerpo del hombre en un balanceo, que proporciona el éxtasis a los dos. Puede ser un buen preludio para pasar a la Tortuga tántrica (abajo).

Tortuga marina tántrica

Al igual que en la postura Una pierna levantada (arriba), la mujer se tumba boca arriba y el hombre se arrodilla entre sus piernas. Ella apoya las plantas de los pies en el pecho de él, y después de la penetración, el hombre junta las rodillas de ella con la ayuda de los brazos durante los empujes, ayudándola a estrechar firmemente el pene en la vagina.

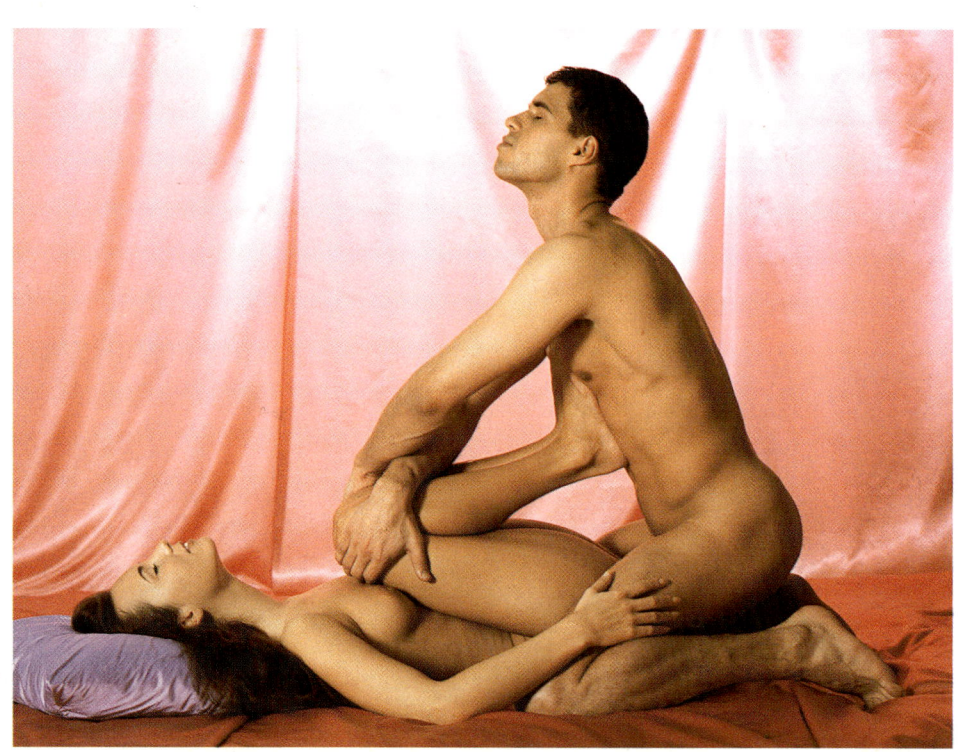

La postura del buen augurio

Los dos se sientan o se colocan en cuclillas cara a cara; tras la penetración, la mujer se inclina hacia atrás apoyándose en los brazos mientras el hombre le levanta los pies hacia su cabeza. Apoya las plantas de los pies en sus ojos, pasando luego a las orejas, nariz, boca y por fina la coronilla. Recibe este nombre porque se considera que el hombre va a ver colmados sus deseos al llevar a cabo los movimientos.

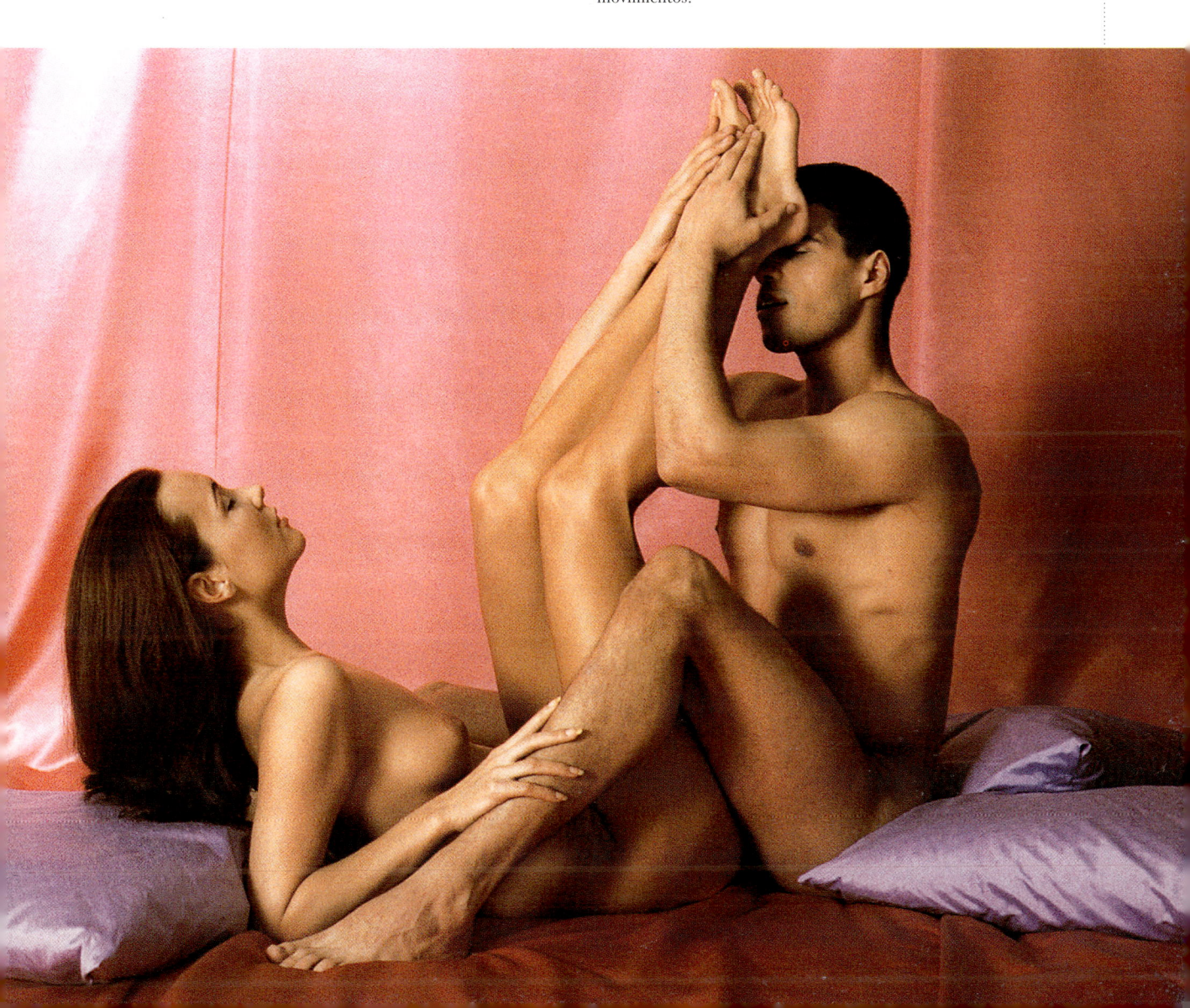

Caricias finales

El acto amoroso no tiene por qué acabar con la eyaculación del hombre. La energía mutua que se crea y combina al hacer el amor nos afecta a todos a unos niveles multidimensionales, y para ambos las amorosas caricias posteriores pueden ser tan importantes como las preliminares (véase pág. 108).

Para hacer el amor, como en la práctica del yoga, se requiere un tiempo preliminar y un tiempo posterior, si bien la tendencia dominante lo reduce a una efusión de energía, que lleva al orgasmo y a la eyaculación, a la que sigue la apatía y la pérdida de interés. La energía del hombre se agota tras la expulsión del semen, la mujer experimenta una sensación de vacío y el acto amoroso finaliza. La pareja se separa y se dirige inmediatamente al baño para limpiar su cuerpo sin experimentar los momentos de completa unión en la que ambos permanecen inmóviles, absorbiendo la sutiles energías que se desplazan por su interior y a su alrededor.

Prolongar la intimidad

Es importante mantener la unión después de hacer el amor. Con ello facilitamos el intercambio mutuo de sutiles energías, así como la absorción de unas esencias vitales (véase pág. 130). Hay que tumbarse juntos, el pene unido aún a la vagina y vivir el cuerpo del otro en estado de relajación.

Disfrutar mirando, oliendo y notando el sabor del otro; jugar, hablar o reír, disfrutar de las sensaciones que vivimos en la relajación. Hay que mostrarse sensible respecto al otro, compartir la intimidad y saborear el momento.

Comunicación

Las mujeres muy activas a nivel sexual conocen perfectamente la sensación de decepción, incluso de enojo, que se experimenta cuando el hombre eyacula antes de que la mujer haya llegado al punto culminante en su energía sexual. En mi experiencia, la frustración se reflejaba en un estado de mal humor. De todas formas, con esta reacción creaba una distancia entre los dos, la pareja se sentía culpable y desilusionada y no se veía motivada para seguir avivando la llama.

Muchos hombres, si se lo pedimos, están dispuestos a prolongar el acto amoroso después del coito para satisfacer a su pareja. En cuanto ha eyaculado, el hombre debe estar dispuesto a proporcionar más placer a su pareja, por ejemplo, con la estimulación del clítoris. A cambio, ella se mostrará amorosa con el amante cuando la pasión de éste se extingue antes que la de ella. Además, evidentemente, el placer individual puede convertirse también en el juego posterior.

La comunicación constituye la clave de la auténtica satisfacción mutua. Cada cual tiene que poder expresar sus sentimientos y deseos más íntimos, pero lo más importante será permanecer juntos el máximo tiempo posible después de hacer el amor, de forma que no tenga un punto final.

VII

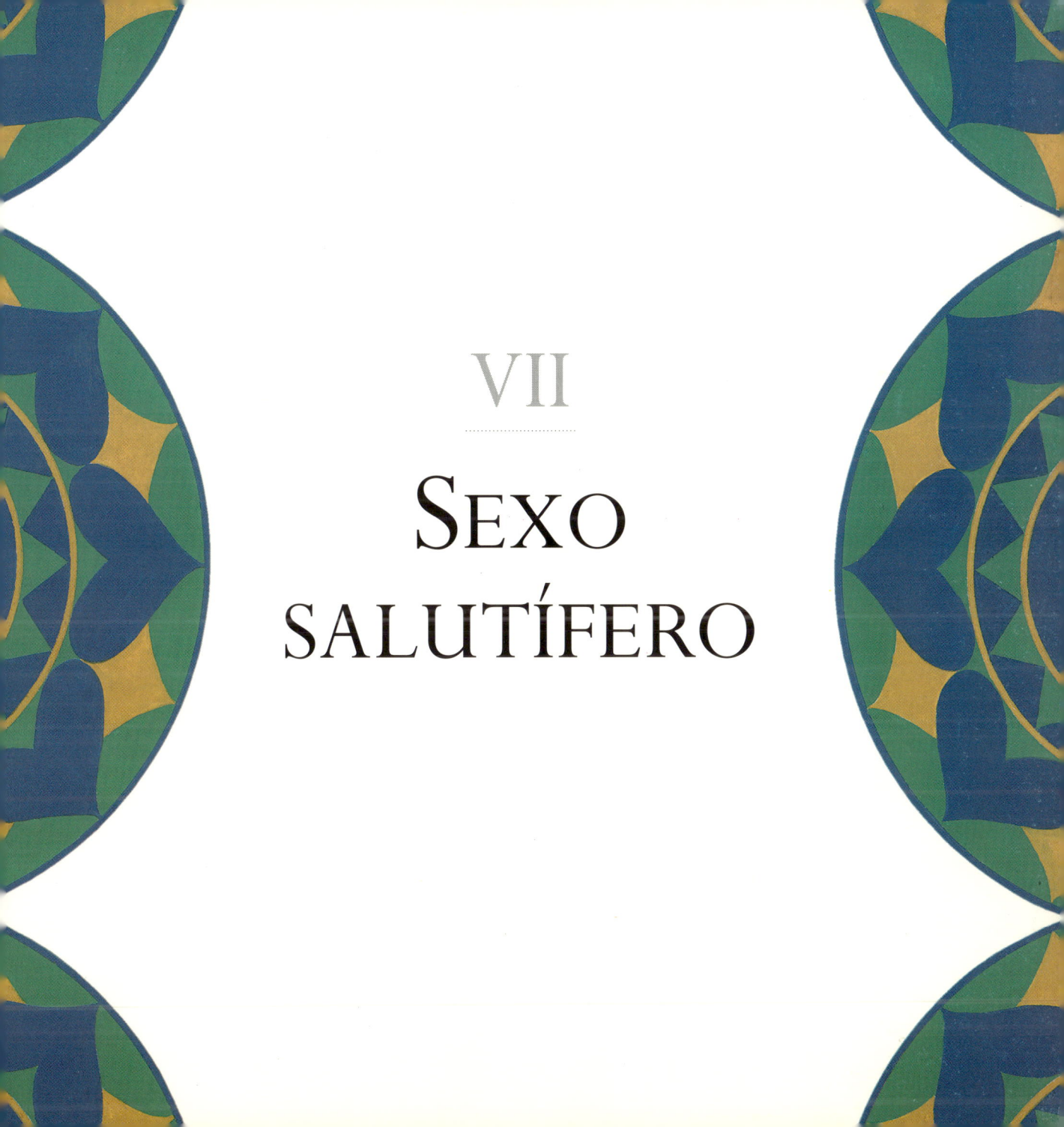

Sexo salutífero

Salud sexual

El taoísmo y el tantra nos enseñan que la relación sexual puede producir efectos positivos en la salud. El acto amoroso, al igual que todo ejercicio físico, afecta profundamente la respiración, la circulación sanguínea, el ritmo cardíaco y las secreciones glandulares, y prácticamente todas sus posturas pueden resultar revitalizantes si se tiene la idea en mente.

Durante la relación sexual, la esencia yin femenina armoniza con la fuerza yang masculina. Dicha armonía resulta salutífera, revitalizante, y puede llevarnos a la comunión con las infinitas fuerzas de la naturaleza. La relación sexual canaliza asimismo la energía revitalizante hacia los órganos vitales del cuerpo, estimulando los puntos reflexológicos de los genitales (véase la página siguiente).

Existen dos importantes factores que estimulan la revitalización. En primer lugar, la postura del cuerpo y su efecto respecto a los órganos internos. La posición corporal tiene también sus efectos sobre la forma de la vagina, punto importantísimo si se tiene en cuenta que las distintas posturas la adaptan a diferentes formas. Con ello se determina cuáles son los puntos reflexológicos que estimula el pene, y cuáles los que la vagina estimula en él.

El segundo factor que lleva a la revitalización es la actitud de ambos componentes de la pareja, el que «revitaliza» y el que «recibe». La revitalización se lleva a cabo por medio de la energía que se genera. Siguiendo las posturas que se muestran en las páginas siguientes, ambos se centrarán en la respiración y utilizarán la mente para canalizar la energía de los distintos órganos o partes del cuerpo que deben revitalizarse. Hay que tranquilizar la mente y utilizar el aliento para dirigir la energía. La respiración, el yoga y la meditación nos ayudarán a notar la energía que circula por el interior del cuerpo.

Cuando se practican las posturas revitalizantes de cara al hombre, la mujer se beneficia también de ellas, pues la pareja efectúa empujes en sus puntos reflexológicos vaginales y consigue con ello el placer sexual. En las posturas revitalizantes para la mujer, el hombre debería alternar la profundidad de la penetración para poder acariciar la parte de la vagina que precisa revitalización. Él también experimentará el placer de colaborar con la pareja: el auténtico espíritu del tao del amor.

Evidentemente, no hay que contar tan sólo con los efectos de las posturas revitalizantes para la curación o el alivio de enfermedades o lesiones: hay que consultar a un médico en primer lugar.

> *"Sin la armonía del yin y el yang, ni las medicinas ni los afrodisíacos tendrán utilidad"*
>
> La muchacha pura

Técnicas revitalizadoras

Cuando se lleva a cabo el acto sexual con la intención de solucionar un problema en el hombre, la postura no será suficiente para conseguir los efectos. Habrá que controlar con cautela el empuje del pene y la eyaculación, así como la estimulación uniforme de todo el pene para dirigir la energía hacia los órganos internos. Los cambios en la forma de la vagina, que hacen más accesible un punto concreto de ésta cuando el pene entra en contacto con ella, y la intensidad y naturaleza del empuje del miembro constituyen factores importantísimos en la postura femenina; en todo caso hay que evitar la eyaculación.

Se trata de unas técnicas que se han utilizado durante milenios. Para sacar el máximo partido de ellas, es preciso dedicarles tiempo, respeto en su práctica y, como punto básico, una actitud amorosa.

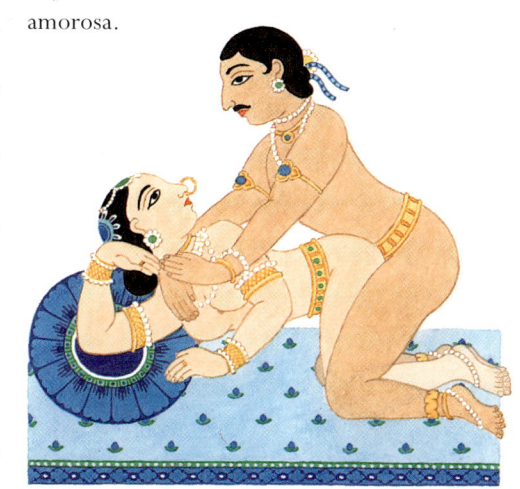

Reflexología sexual

La energía circula a través del cuerpo por medio de unos meridianos (canales) vinculados a los órganos internos. La reflexología (véase pág. 86) nos muestra qué puntos de los pies, manos y orejas corresponden a los principales meridianos; con el masaje sobre dichos puntos pueden aliviarse problemas internos.

De forma parecida, el cuerpo y la cabeza del pene, así como los distintos puntos de la vagina, pueden dividirse en zonas distintas, cada una de las cuales tiene directa relación con un órgano interno. Durante el acto amoroso, la estimulación de los puntos reflexológicos del pene y de la vagina dirigirá la energía revitalizante a los órganos internos correspondientes, por ejemplo, del punto del corazón al corazón y del punto de los pulmones a los pulmones.

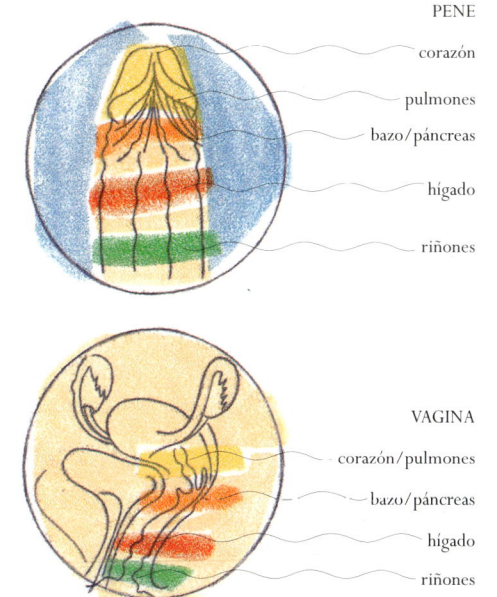

PENE
- corazón
- pulmones
- bazo/páncreas
- hígado
- riñones

VAGINA
- corazón/pulmones
- bazo/páncreas
- hígado
- riñones

PUNTOS REFLEXOLÓGICOS
Los principales puntos reflexológicos de los genitales masculinos y femeninos conectan con el corazón, los pulmones, el bazo, el páncreas, el hígado y los riñones. La mayor parte de puntos reflexológicos genitales pueden estimularse con la masturbación, si bien se consigue una estimulación más efectiva con el acto amoroso, sobre todo con alguna de las posturas sanas que se describen en las páginas siguientes.

SALUD SEXUAL 141

Posturas sanas

Para las siguientes posturas centradas en el alivio de dolencias específicas nos hemos basado en las recomendaciones del doctor Stephen Chang en su obra The Tao of Sexology, *aunque hay que tener en cuenta que cualquier postura puede aliviar si uno centra la mente en ello. Cuando decidamos hacer el amor para solucionar un problema en concreto de uno de los componentes de la pareja, lo más importante es la actitud amorosa para conseguirlo. Si pretendemos la revitalización general, adoptaremos cualquier postura que nos satisfaga junto con las cuatro o cinco de las Series de nueve (véase pág. 120).*

Postura del dragón

Excelente terapia para problemas de erección y de eyaculación precoz. La mujer se tumba de costado con la cadera hacia arriba al máximo y el hombre la penetra desde arriba. Resulta algo complicada para el hombre, aunque practicando dos Series de nueve diarias en dicha postura conseguirá mejorarla en 15 días.

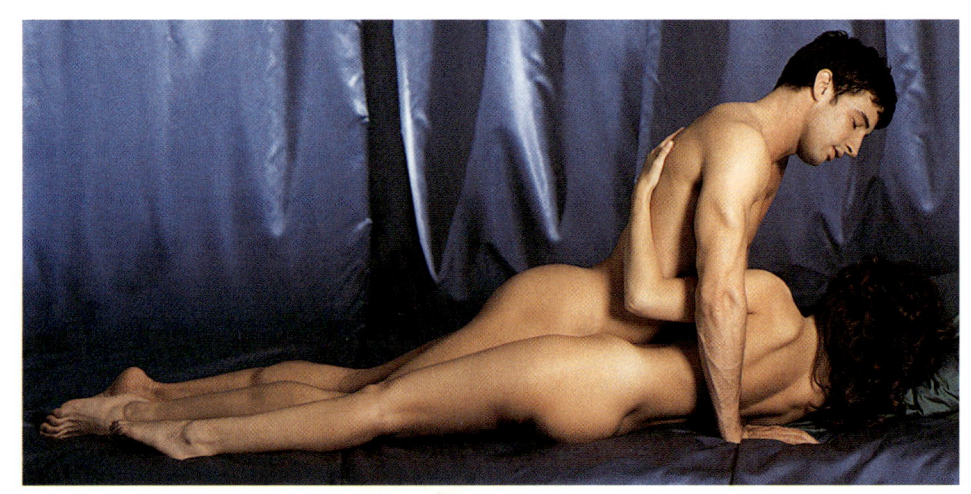

Postura del fénix

Revitalizadora de todo el cuerpo, estimula la salud física global en el hombre y se recomienda repetirla nueve veces al día durante diez días, utilizando hasta nueve Series de nueve. La mujer se coloca de rodillas, flexionando suavemente el cuerpo hacia atrás hasta colocar la cabeza y la espalda planas (cuanto más flexible tenga el cuerpo mejor conseguirá la inclinación hacia atrás). Unos cojines bajo la espalda le proporcionarán comodidad. El hombre la penetra desde arriba, sosteniendo su cuerpo con las manos.

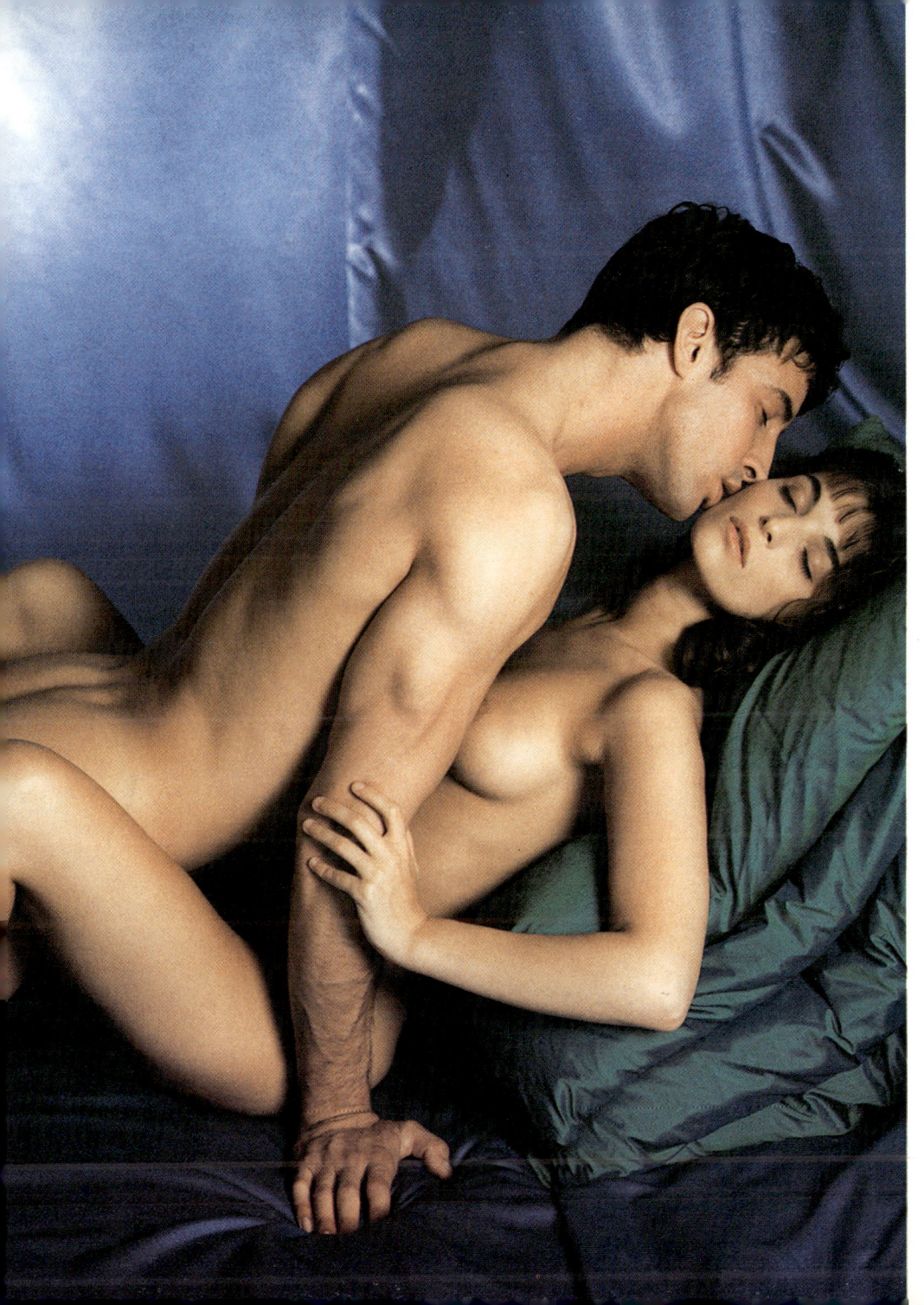

POSTURA DEL UNICORNIO

Variación de la postura del misionero (véase pág. 123) que vigoriza al hombre y produce un efecto positivo en la mujer al crear un vacío parcial en su vagina, con lo que se estimulan algunos de sus órganos internos. La mujer se tumba boca arriba, los muslos elevados, separados, y la cabeza y los hombros sobre unos cojines; la pareja se tumba entre sus piernas y la penetra. Realizando tres Series de nueve tres veces al día en tal postura se vigorizará el cuerpo masculino en veinte días.

POSTURAS SANAS 143

POSTURA DEL CISNE

Vigorizante para la mujer que sufre bloqueo de energía como consecuencia de dolores de cabeza, problemas de circulación sanguínea o menstruales, así como calambres y flujo vaginal irregular. La mujer debe dirigir el pene de la pareja, al resultar difícil la penetración en esta postura, y efectuar un movimiento rotatorio con la pelvis con la máxima comodidad.

Postura del flamenco

Si la mujer se tumba sobre el costado izquierdo con la pierna izquierda flexionada y la pareja lleva a cabo cinco Series de nueve cinco veces al día durante diez días, la postura aliviará problemas de artritis y óseos. Si lo hace sobre el costado derecho flexionando la pierna derecha y la pareja lleva a cabo seis Series de nueve seis veces al día durante veinte días, la postura aliviará problemas de circulación sanguínea.

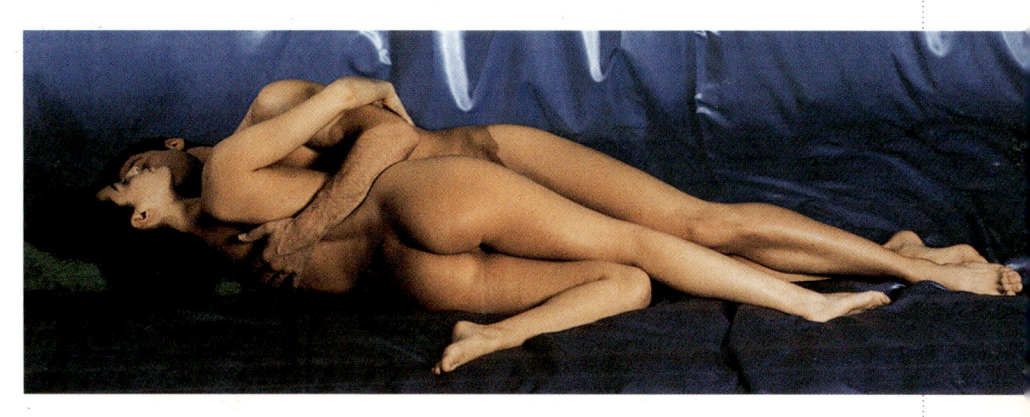

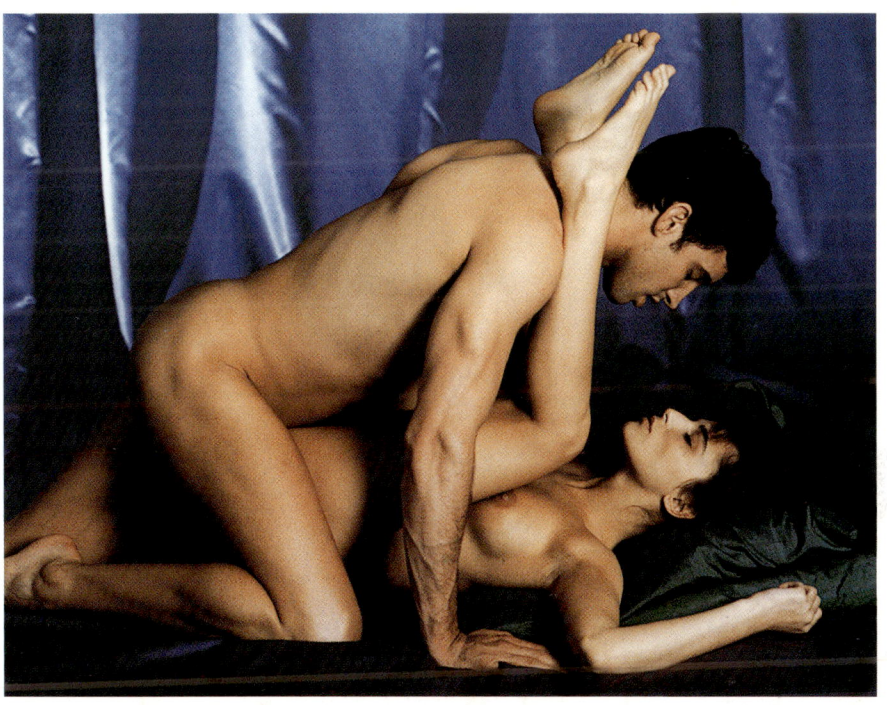

Postura de la golondrina

Excelente para aliviar problemas de anemia y circulación sanguínea. La mujer se tumba boca arriba, las piernas flexionadas contra el pecho y los pies hacia arriba; el hombre se arrodilla frente a ella y la penetra profundamente. Esta posición del cuerpo femenino le contrae la vagina, permitiendo una penetración profunda, durante la cual ella efectuará un movimiento rotatorio de la pelvis mientras él permanece inmóvil.

POSTURAS SANAS

POSTURA DE LA TORTUGA

Revitalizante a nivel general, en ella la mujer se tumba boca arriba con las rodillas flexionadas contra el pecho. La penetración del hombre es frontal mientras las piernas de ella acarician su pecho al moverse. El movimiento de las piernas contra el pecho efectúa un masaje en los intestinos de la mujer y provoca la circulación de energía en ellos.

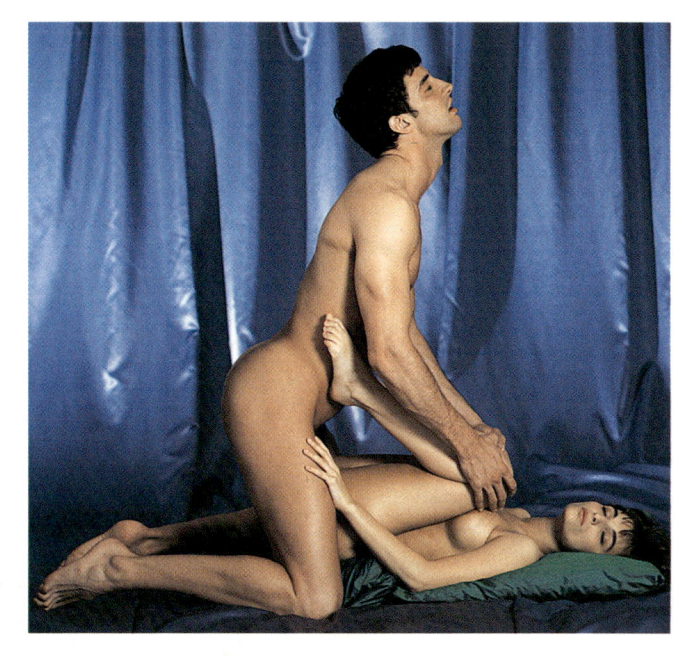

POSTURA DEL MARTÍN PESCADOR

Conlleva efectos positivos en los órganos reproductores femeninos y ayuda, asimismo, a aliviar problemas estomacales y del bazo, en concreto los digestivos. La mujer se tumba boca arriba, apoyada sobre cojines si lo desea, y abraza con las piernas la cintura del hombre. Él, apoyado en las manos y rodillas, la penetra de forma superficial. Ella efectúa una rotación con la pelvis, alternando el movimiento en el sentido de las agujas del reloj e inverso durante el máximo tiempo posible.

POSTURA DE LA PALOMA

La mujer se tumba boca arriba con las piernas alrededor de los muslos del hombre, quien se arrodilla y la penetra primero con la cabeza del pene y unos pocos centímetros más. La mujer describe un movimiento rotatorio en el sentido de las agujas del reloj e inverso con la pelvis. Con esta postura se alivian los problemas relacionados con el páncreas y el hígado, así como la debilidad de las rodillas y otras articulaciones.

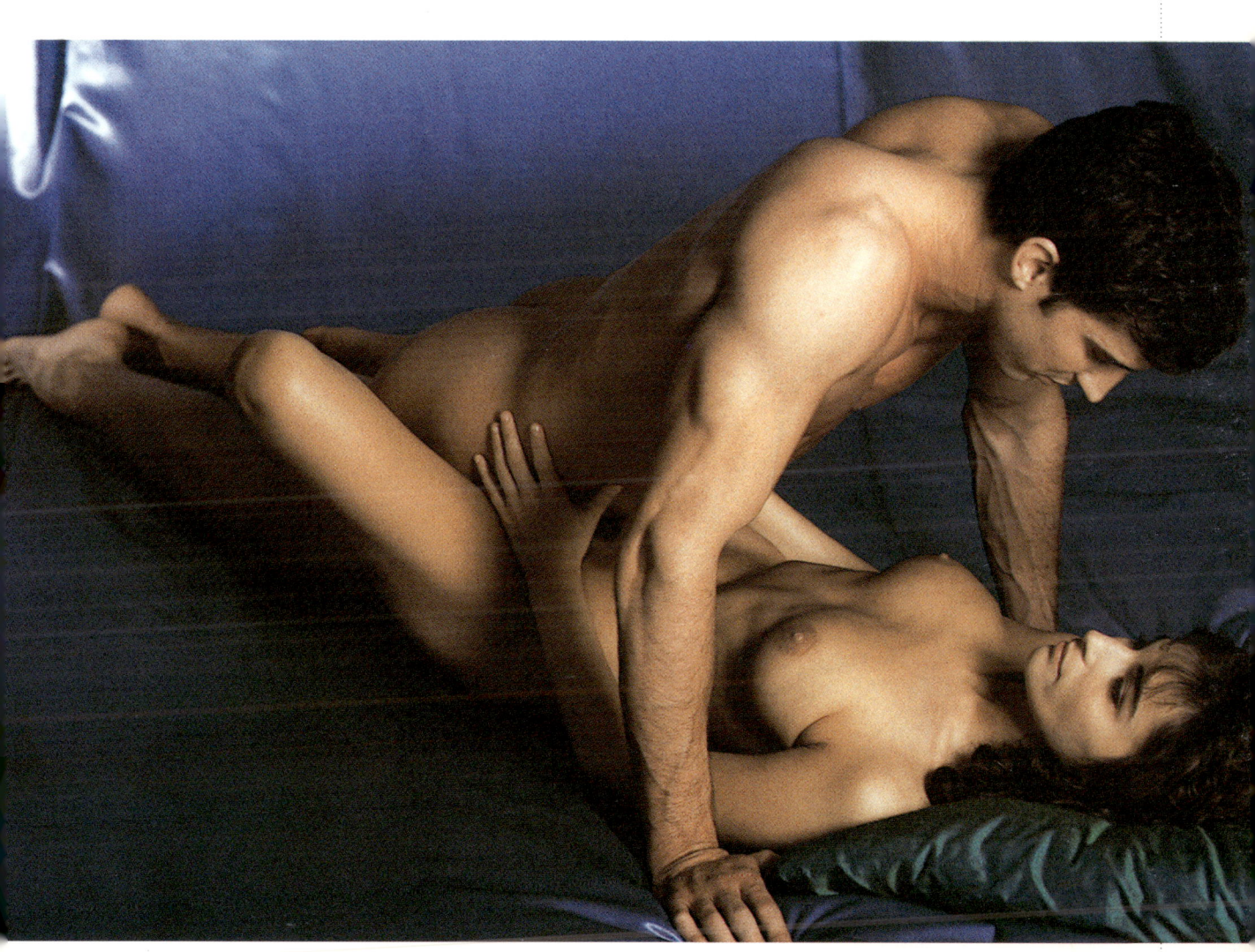

POSTURA DE LA SERPIENTE

En ella, el movimiento del hombre y el de la mujer determinarán los problemas a resolver: si él tiene dificultades circulatorias, como tensión baja o anemia, puede aliviarlas con movimientos ascendentes y descendentes, practicando siete Series de nueve unas siete veces al día durante diez días. Con ocho Series de nueve ocho veces al día durante una quincena aliviará sus problemas linfáticos. Si el hombre se tumba inmóvil y la mujer realiza los movimientos ascendentes y descendentes sobre el pene con rotación de pelvis, la vagina recibirá un masaje global, beneficioso para el sistema nervioso, el hígado y la vista.

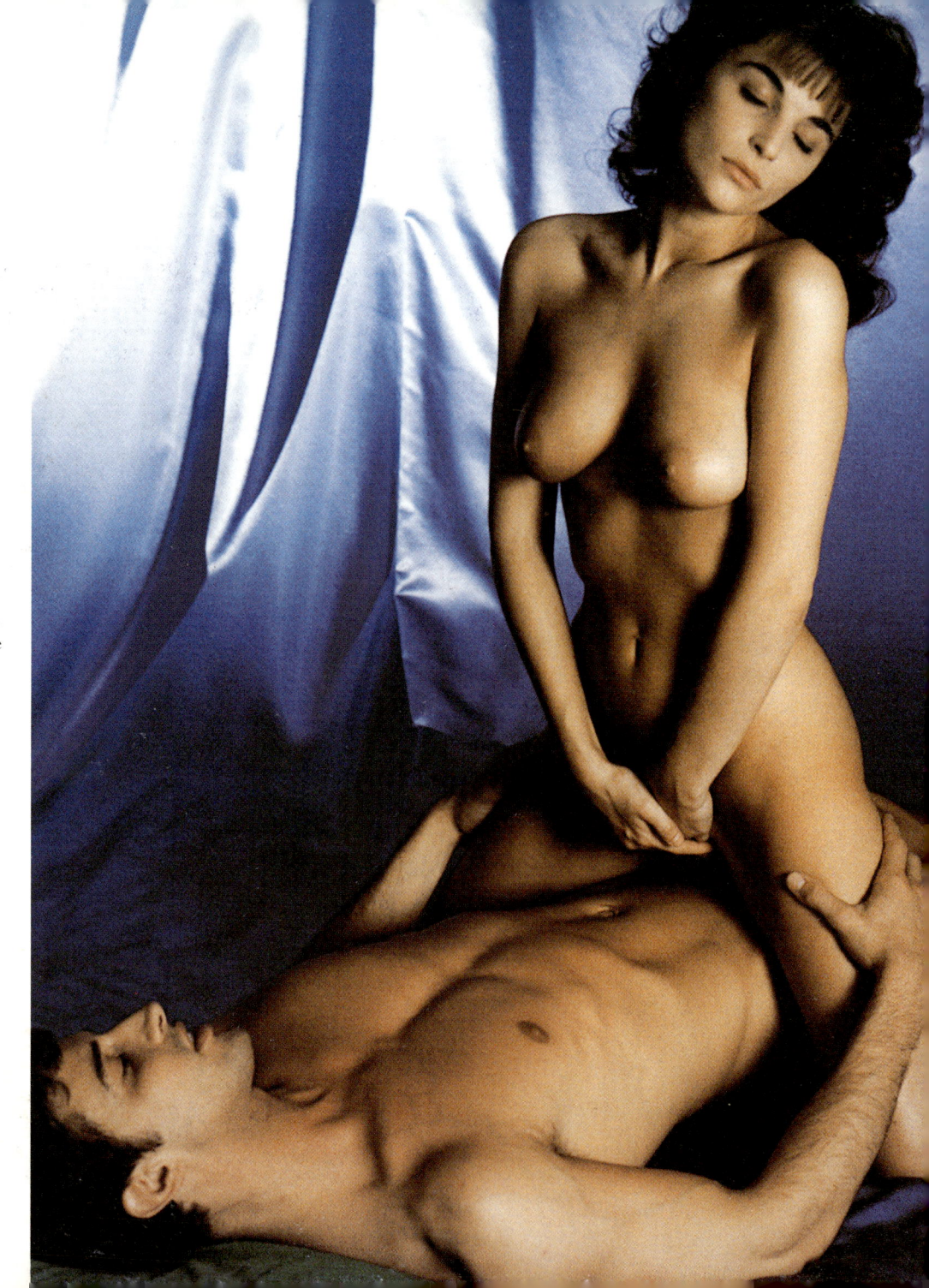

POSTURA DEL MONO

Especialmente indicada para problemas de retención de líquidos, si bien resulta algo dura para la mujer. El hombre se tumba boca arriba y la mujer se arrodilla de cara a los pies de él. Sujeta el pene de la pareja, permitiéndole una mínima penetración mientras efectúa un movimiento rotatorio de pelvis en ambos sentidos.

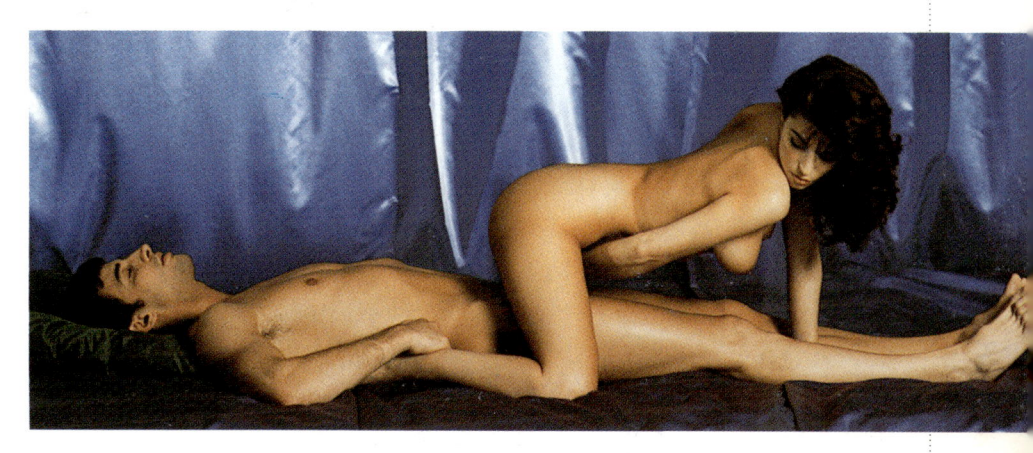

POSTURA DEL CONEJO

Beneficiosa para las mujeres faltas de energía, con tendencia al desvanecimiento y respiración frágil. La mujer se tumba boca arriba, y, como en la posición del misionero, el hombre la penetra profundamente desde arriba. Ella hace girar la pelvis en ambos sentidos. Puede que ella experimente el orgasmo, y a pesar de no ser el objetivo de la postura, puede añadir efectos revitalizantes globales.

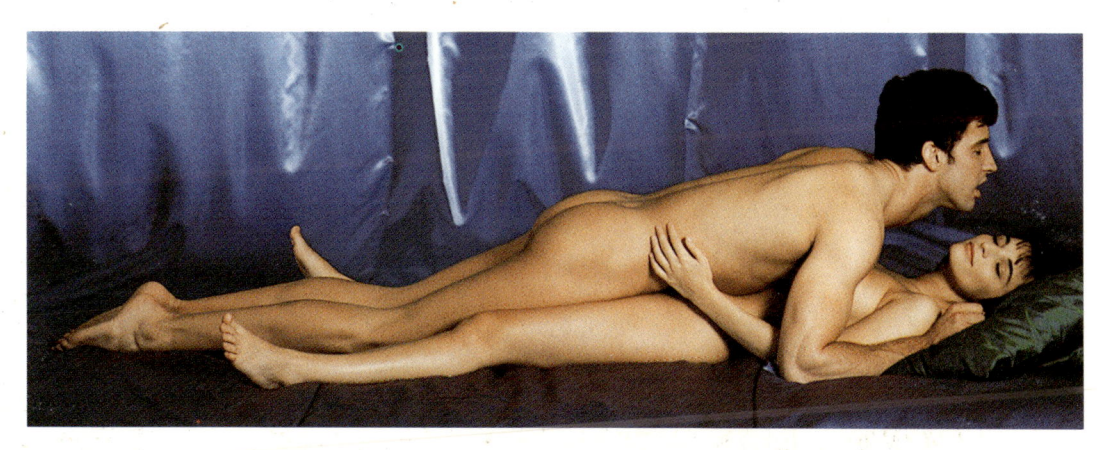

POSTURAS SANAS

Suavidad en el acto amoroso

Existen ocasiones en las que la pareja no siente deseos de hacer el amor y, en cambio, ansía la intimidad con el otro. La suavidad en el acto amoroso puede implicar la penetración o no; no obstante, el énfasis radica en la relajación, la intimidad, la emotividad y la armonía. No existe ningún objetivo que alcanzar: únicamente es preciso limitarse a permanecer juntos y reconocer que hacer el amor no siempre se traduce en penetración o erección del pene.

A veces, el deseo que sentimos de que nos toquen, nos acaricien y nos abracen se interpreta erróneamente como una necesidad de relación sexual, cuando a menudo lo que se persigue es sentirse físicamente cerca de una persona. El intercambio de energías entre dos personas que se abrazan puede ser tan satisfactorio y gratificante como la relación sexual con penetración, y el simple hecho de permanecer desnudo junto a alguien tiene su propia magia. Ésta depende de una serie de detalles, como la forma de uno y otro cuerpo, la sensación que produce el aliento en la piel, el olor y el tacto de uno y otro.

Las caricias preliminares suelen considerarse el «juego» que precede a la relación sexual, y ello significa que a menudo se hacen precipitadamente, perdiéndose así la conciencia, la reverencia y la expectativa de la unión al apresurarse la pareja hacia el clímax y el acoplamiento genital.

Las parejas que llevan muchos años de relación se encuentran con el problema de que ha desaparecido en ellos la emoción y la aventura iniciales, y por ello se saltan el juego preliminar o lo realizan sin saborear la experiencia, acostumbrándose a hacer el amor de la misma forma un día tras otro. Se convierte el acto en algo repetitivo y aburrido al haber perdido la pista (el tacto, el olfato y el gusto) del auténtico atractivo sexual del otro. Entonces, una caricia, un gesto u otra señal se convierte en el desencadenante del deseo de hacer el amor, que es cuando surgen las pautas superconocidas: probadas, comprobadas, a menudo insatisfactorias para ambos.

Reinventar el sexo

Existen muchas formas de «reinventar» el sexo, por ejemplo, la introducción de un elemento de juego en el acto amoroso, pues, como adultos, a menudo olvidamos la necesidad y la importancia de ciertos aspectos lúdicos. Conseguiremos considerables compensaciones si logramos hacer el amor de forma tranquila, calmada y relajada.

La gimnasia sexual no está pensada para todo el mundo y en todo momento; al contrario, puede obtenerse el máximo placer, por ejemplo, tumbándose junto a la pareja en la Posición del cuatro (véase pág. 122), con o sin penetración. Limitémonos a permanecer tendidos, abrazados, respirando al unísono durante unos minutos y luego cambiemos de lado.

El amor *puja* es una forma de relación sexual sin penetración que nos permite hacer el amor con la pareja sin contacto físico sexual. Sentarse cara a cara, colocar la mano izquierda sobre el corazón de la pareja y la derecha sobre la izquierda del amante. El ojo izquierdo de uno se fija en el izquierdo del otro mientras ambos respiran al unísono. La pareja recibe energía y amor mutuos al inspirar y lo proyecta al espirar.

Constituye un método para armonizar y equilibrar la energía, y su simplicidad le otorga el poder de conectarnos profundamente, con el corazón entero, con la pareja y también con el interior de uno mismo.

SEXUALIDAD CON PENETRACIÓN SUAVE

A veces se da el caso de que la pareja desea una relación con penetración pero el hombre no consigue la erección. Ello no ha de descartar el coito, pues podemos conseguir la penetración sin erección. Tal vez se necesite algo de práctica y abordarlo con cuidado, pero utilizando los dedos del hombre (y si es preciso un lubricante), éste puede introducir como mínimo una parte del pene en la vagina de la amante.

Seguidamente, formando una especie de anilla con el índice y el pulgar en la base del pene, la presión le ayudará a contener la sangre en el extremo del miembro, conseguir una semierección y poder efectuar unos suaves empujes. Al cabo de un rato, probablemente, comprobará que se ha producido la erección completa. La introducción resulta más fácil si ambos se tumban de costado en la Posición del cuatro, frente a frente o colocándose el hombre encima.

El hombre puede practicar la penetración suave para efectuar una nueva penetración en la vagina y recuperar la erección si la ha perdido total o parcialmente al practicar la retención de semen (véase pág. 46). Con ello, los dos tendrán la oportunidad de practicar el control muscular genital. De forma alternativa, tras la penetración, pueden buscar una postura cómoda y tumbarse los dos sin moverse, conformándose la imagen mental de la energía que circula entre ellos y consiguiendo aunar de forma natural las dos pautas respiratorias.

Muchas mujeres notan una sensación erótica cuando el miembro del hombre se endurece en su interior. De todas formas, si no llega a la erección, no hay que preocuparse, pues la mujer disfrutará de la experiencia igualmente, aprovechándola para armonizar sus energías, físicas, mentales y emocionales con las de la pareja.

ABSTINENCIA SEXUAL

La pareja que se plantea un corto período de abstinencia sexual voluntaria no sólo estimula las sensaciones sexuales y los sentimientos eróticos mutuos sino que consigue concentrar y enfocar su energía sexual, aumentar la sensibilidad y fortalecer el cuerpo. Durante estos períodos se recomienda un programa de yoga (véase pág. 48), en el que se incluirá una dieta sana y prácticas respiratorias, pues con ello mantenemos la energía vital en movimiento en el interior del cuerpo.

La abstinencia sexual intensificará la sensibilidad y estimulará el deseo: siempre deseamos lo que no podemos alcanzar.

Sexo sin riesgo

El sexo es uno de los grandes placeres de la vida, algo que resulta vital en nuestra existencia como especie. Extraigamos de ello el máximo goce y convirtámoslo en una fuente de éxtasis sin riesgos: una finísima funda de goma no reducirá el placer y el goce al compartir el amor con la pareja.

El objetivo del denominado «sexo sin riesgo» radica en reducir al mínimo el peligro de contagiar las enfermedades de transmisión sexual (ETS) entre amantes. Tiene especial importancia la sexualidad sin riesgo cuando se inicia una relación, cuando aún no se conocen los detalles del historial sexual de cada uno y nadie puede tener la plena seguridad de que no corre peligro de infección.

Las técnicas de sexualidad sin riesgo engloban la utilización de preservativos para evitar infecciones en el intercambio de fluidos corporales (como semen, sangre y secreciones vaginales) durante el coito, así como otras formas de hacer el amor sin penetración. Entre ellas cabe citar el abrazo erótico, la caricia, el masaje y la búsqueda del placer individual, en las que se evita el contacto directo con los fluidos corporales del otro. Es importante evitar el contacto entre fluidos corporales, pues éstos pueden transmitir virus causantes de infecciones como la sífilis y la hepatitis B, así como el Virus de Inmunodeficiencia Humana (VIH) causante del Síndrome de Inmunodeficiencia Adquirida (SIDA).

Somos conscientes de que las enfermedades de transmisión sexual pueden constituir un peligro para cualquier persona que establezca relaciones sexuales, y que sus efectos pueden producir daños físicos, mentales y emocionales, y una amenaza para la vida. No debemos confiar en nadie más que en nosotros mismos a la hora de protegernos contra las ETS. Es preciso que cada uno se responsabilice de su propia salud y determine las pautas de riesgo, sin olvidar, sin embargo, que no basta una actitud mental positiva para librarse de la amenaza de la enfermedad. No arriesguemos nuestra salud y nuestra vida: eso no sería tantra ni estaría en el camino del tao.

Tampoco estamos afirmando que hay que mantenerse célibe: tan sólo formularnos las preguntas pertinentes sobre nuestras actitudes en cuanto al tema de la sexualidad, utilizar la inteligencia y respetar y reverenciar el templo del cuerpo. Cuando uno se respeta a sí mismo y respeta al amante, ya no hace falta la cuestión o la duda sobre si hay que usar o no el preservativo.

Nuevas relaciones

A menudo, sin embargo, la primera vez que hacemos el amor con alguien experimentamos cierta tensión y violencia. De todas formas, la persona que tiene problemas para sacar a colación el tema del sexo sin riesgo con un futuro amante, evidentemente, lo conoce poco para plantearse la penetración. Tal vez resulte algo difícil, pero siempre es más juicioso esperar a conocerse mejor para iniciar la relación sexual –sobre todo sin protección–, y cuando volamos hacia un destino, podemos perder el placer del viaje.

El placer, en este caso, se centra en el conocimiento del otro durante el tiempo adecuado, a través de una sincera comunicación, a través de la caricia y la preparación de la intimidad y la confianza que habrá de disponer el cuerpo y la mente para el coito. Todo ello nos proporcionará oportunidad de experimentar la sexualidad sin penetración y descubrir que el placer sexual puede convertirse en una experiencia a nivel de todo el cuerpo y no sólo en una sensación genital.

La prolongación de las caricias preliminares resultará tan excitante y estimulante como el coito: una deliciosa vía erótica para conocer a la otra persona y comprobar si se congenia. Hay que evitar, no obstante, el sexo oral en los primeros contactos. En lugar de ello, puede utilizarse un lubricante y llevar a cabo la estimulación genital con una amplia gama de caricias con las manos y los dedos.

Relaciones estables

Las parejas que llevan tiempo juntas y practican la monogamia, al utilizar los métodos sexuales que no implican penetración (ya sean caricias preliminares o alternativas al coito), conseguirán con ello afianzar la relación y la sexualidad, profundizando los mutuos sentimientos de confianza, amor e intimidad. Esto facilitará, asimismo, la comunicación abierta y franca, se logrará compartir las sensaciones más íntimas y alcanzar un mayor conocimiento del otro. Todo ello con los ingredientes de la sensibilidad y la conciencia nos llevará a solidificar la relación y aumentar las posibilidades de alcanzar el éxtasis de la unión divina, elevando el amor a una nueva dimensión.

El tantra y el taoísmo ponen de relieve la importancia de lo masculino y lo femenino en una unión equilibrada y armónica, la divina unión de dos fuerzas distintas pero al mismo tiempo complementarias. Son filosofías que, evidentemente, no se limitan al sexo, si bien lo incorporan a nuestra vida diaria de una forma que nos proporciona salud, felicidad y vibración.

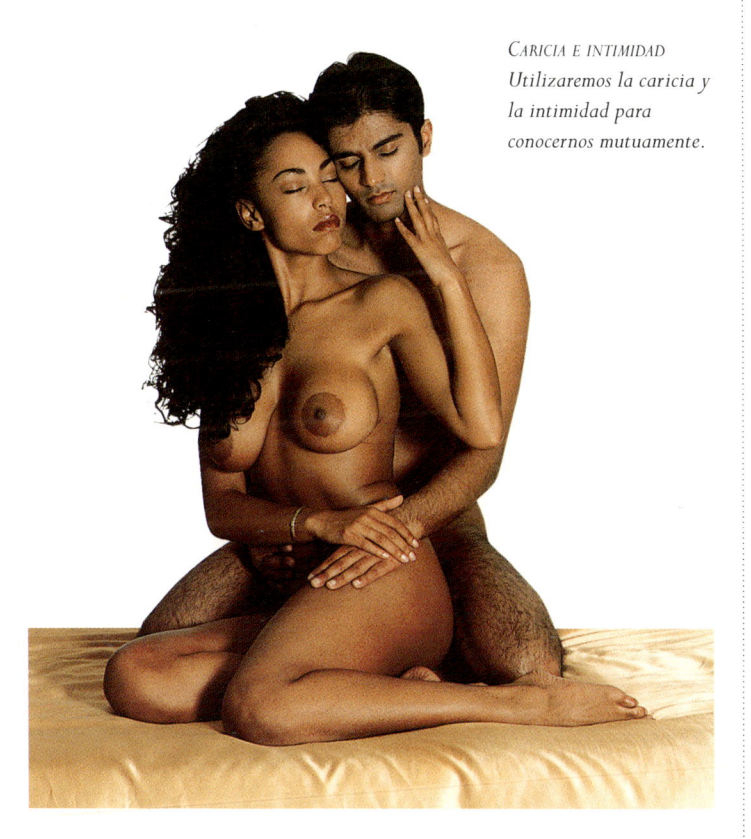

Caricia e intimidad
Utilizaremos la caricia y la intimidad para conocernos mutuamente.

Glosario

A

Agamas Antiguos textos sobre la práctica y la teoría del *yoga* y el *tantra*
Ajna El *chakra* de la frente
Anahata El *chakra* del corazón
Ananda Felicidad suprema o espiritual
Apana Una de las formas del *prana*
Asanas Las posturas del *yoga*
Atman El yo interior o alma
Aum Variación en la pronunciación del *Om*

B

Bandha Postura de *yoga* que implica contracciones musculares o «bloqueos»
Bandha Jalandhara *Bandha* utilizado para evitar que el *prana* salga de la parte superior del cuerpo
Bandha Mula *Bandha* utilizado para evitar que el *apana* salga de la parte inferior del cuerpo y para estimular el *chakra* de la base de la columna
Bandha Uddiyana *Bandha* que apoya los pulmones y equilibra distintos elementos del cuerpo
Bhakti Abnegada rendición piadosa
Bindu Punto situado en el centro de un *yantra* que representa la semilla masculina y la Conciencia Suprema
Brahma El Creador, uno de los tres aspectos (junto con *Visnú* y *Siva*) del Ser Supremo

C

Chakras Los centros de energía del *cuerpo sutil* que lo conectan al cuerpo físico
Chi Término taoísta para designar la *energía sutil*

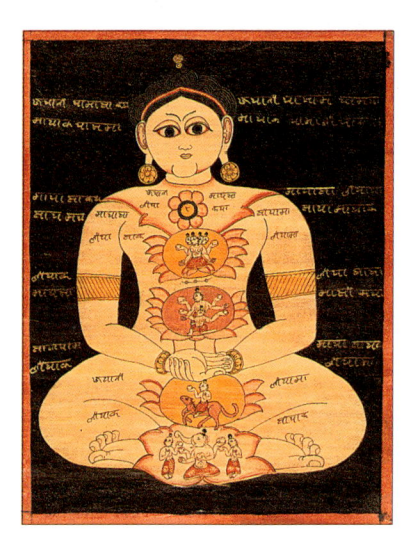

Pintura nepalí que presenta los chakras amorosos como flores.

Ching Término taoísta para designar la energía sexual
cuatro verdades sagradas, Las Enseñanzas básicas que se expusieron en el primer sermón de Buda
Cuerpo cósmico El cosmos visualizado como cuerpo humano
Cuerpo sutil El cuerpo no físico que envuelve e impregna el cuerpo físico y se considera que conecta este mundo con el siguiente

D

Dakini En el budismo tántrico, mujer dotada de espiritualidad que transmite la sabiduría divina a través de la relación sexual
Devi La Diosa Madre, una de las formas de *Sakti*

E

Energía sutil La energía que fluye a través de los *nadis* en el *cuerpo sutil*

G

Gunas Las tres formas fundamentales de energía: *Sattva, Rajas* y *Tamas*

I

I Ching El «Libro de los cambios», antiguo libro chino que incluye consejos sobre la predicción de acontecimientos futuros
Ida Uno de los tres principales *nadis* del cuerpo sutil o canales de energía

K

Kalachakra La Rueda del tiempo, práctica budista tántrica que engloba la meditación y los *mandalas*
Kali Una de las principales formas de *Devi*, la Diosa Madre
Kama El dios hindú del amor; la personificación del amor
Kundalini La vigorosa y en general latente energía femenina, representada en forma de serpiente enroscada y localizada en el *chakra* de la base de la columna

L

Lingam El pene o representación simbólica de éste como emblema de *Siva*

M

Mahakala Tiempo de esplendor, una de las formas de *Siva*

Maharaga La forma más elevada de la pasión
Mahavidyas Diez formas de *Devi*, la Diosa Madre, cada una de las cuales representa una dimensión del conocimiento distinta
Maheshwara El Señor Supremo, o Señor de la Creación, una de las formas de *Siva*
Mandala Diagrama circular místico utilizado en *meditación* para concentrar las energías cósmica y psíquica
Mantra Sílaba o frase que se repite en voz alta o en silencio como ayuda a la *meditación*
Maya Ilusión o simulación, una de las formas de *Sakti*
Meditación Tranquilizar la mente y centrarla en una imagen o símbolo, como en un *yantra*, para conseguir la calma interior que desemboca en el alimento espiritual
Moksha Estado de liberación del engaño y el sufrimiento
Mudra Gesto con la mano que se usa en *meditación* para canalizar la energía sutil

N

Nada Energías masculina y femenina (*Siva* y *Sakti*) manifestadas en forma de sonido
Nadis Canales en el *cuerpo sutil* a través de los que fluye la *energía sutil*

O

Om El *mantra* más vigoroso, que se considera el sonido original con el que se creó el universo

P

Padma La flor de loto
Parvati La Montañera, una de las formas de *Sakti*
Pingala Uno de los tres principales *nadis* del *cuerpo sutil* o canales de energía
Prakriti El mundo material, la manifestación de *Maya*

Prana Una de las formas de la *energía sutil* que fluye en el interior del *cuerpo sutil*
Pranayama Rama del *yoga* que se centra en el control de la respiración y los ejercicios respiratorios
Puja Ritual y culto
Puranas Escritos sánscritos que conmemoran las gestas y poderes de los dioses

R

Raga Pasión
Rajas Uno de los tres *Gunas*: la energía de la actividad y el movimiento

S

Sahasrara El *chakra* de la coronilla
Sakti La Diosa Suprema, consorte de *Siva*; el principio o energía femeninos
Samana Una de las formas del *prana*
Sánscrito Lengua de las escrituras hindúes y otros textos. Pertenece a la antigua familia de las lenguas indoeuropeas, entre las que se hallan el hindi y el inglés
Sattva Uno de los tres *Gunas*: la energía de la claridad y la verdad
Siva El Destructor, uno de los tres aspectos (junto con *Brahma* y *Visnú*) del Ser Supremo. Consorte de *Sakti*; el principio o energía masculinos
Sushumna El principal de los tres *nadis* del *cuerpo sutil* o canales de energía
Sutra Texto espiritual, tratado o aforismo

T

Tamas Uno de los tres *Gunas*: la energía de la solidez y la inercia
Tanka Pintura icónica tibetana
Tantra Filosofía y sistema de vida que implica la utilización de la energía sexual para liberarse de las limitaciones del yo
Taoísmo Antiguo sistema de vida y conjunto de conocimientos originado en China. Predica la adhesión al principio creativo que rige el universo y se difundió a través de textos como el *Tao Te Ching* de Lao Tzu y los escritos de Chuang Tzu
Trataka Observar fijamente una vela para practicar la concentración y fortalecer los ojos

U

Udana Una de las formas del *prana*

V

Visnú El Conservador, uno de los tres aspectos (junto con *Brahma* y *Siva*) del Ser Supremo
Vyana Una de las formas del *prana*

Y

Yantra Diagrama místico (en general representación visual de un *mantra*) utilizado en *meditación*
Yin y Yang En el taoísmo, la feminidad cósmica se denomina yin y la masculinidad cósmica, yang. La interacción constante entre los dos contrarios conforma todo el universo
Yoga Sistema de ejercicios que intensifica el bienestar físico y mental y facilita la unión del yo individual con la pura conciencia
Yoga Hatha Una de las formas del *yoga* que comprende posturas físicas
Yoga Hatha Pradipika Texto medieval que describe la filosofía y la práctica del yoga hatha y cuyo autor es el yogui Swami Svatmarama
Yoni La vulva o representación simbólica de ésta como emblema de *Sakti*

Z

Zen Forma japonesa de budismo que persigue la iluminación por medio de la intuición y a través de la *meditación*

ÍNDICE

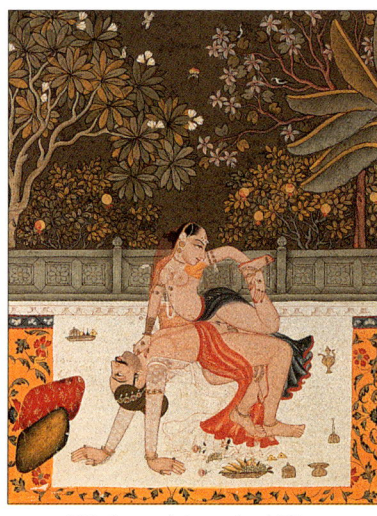

El balanceo (véase pág. 133).

A

Absorción mutua 130
Abstinencia sexual 151
Aceites esenciales
    en un espacio sagrado 100
    para el baño 101
    para el masaje 103
    para perfumar una
        habitación 102-103
Aceites para masaje 103
    mezcla 103
Agua de flor de luna 131
Aires vitales 17
Alimentos 50
    comer 53
    preparación 52
    Rajásicos 42
    Sáttvicos 51
    Tamásicos 43
    tipos de 50
Amor puja 151
Ananga ranga
    sobre el tamaño y la forma
        de los genitales 42
    sobre la postura
        Kamachakra 129
    sobre las zonas erógenas 30
Anatomía sexual
    femenina 28
    masculina 38
Ano
    femenino 28
    masculino 38
Anuloma viloma 17
Apana 17
Asanas 58
Aspectos femeninos 27
Aspectos masculinos 27

B

Auras 16
Autoexploración
    femenina 30

Bailar 99
Bandhas 55
    Jalandhara 55
    Mula 55
    Uddiyana 55
Baño 101
    barro 101
    fuego 101
    sol 101
    y masaje 93
Beso 110
    técnicas 110
    tipos de 110

Bindu 23
Brahma 14

C

Canalización
    de energía 128
Caricias 102
Caricias finales 138
Caricias preliminares 108
Chakras 18
    atributos 19
    base de la columna
        (muladhara) 19
    corazón (anahata) 19
    deidades residentes 14
    descubrimiento 18
    frente (ajna) 19
    garganta (vishuddi) 19
    plexo solar (manipura) 19
    posiciones 18
    sacro (svadisthana) 19
    visualización 18
    y meditación 85
    y Sakti 14
    y Siva 14
Chi 16
    y yin y yang 15
Chi po 115
Ching 16
Ciclo menstrual 36
Clásico de la muchacha
    pura, El 13
Clásico del emperador
    amarillo de la medicina
    interna, El 115
Clítoris 28
Comida 53
Comunicación 138
Conducto deferente 38
Control de la eyaculación
    importancia del 26
    retención de semen 45
    técnicas 46
    y orgasmo 44
Control de la
    respiración 54
    durante el yoga 59
    durante la meditación 85
    para controlar
        la eyaculación 46
    técnicas 54
    y bandhas 55
Control muscular 26
Crear el ambiente 92
    preparación del cuerpo 93
Creatividad 93
Cuello del útero 28
Cuerpo sutil 16

156 ÍNDICE

D

Danza 99
Danza de Siva y Sakti 14
Danza erótica 99
Deidades interiores 96
Descanso y renovación 82
Despertar los sentidos 88
  juegos festivos 90
Devi 14
Dieta 50
diosa de la concha, La 120
Diosa madre 14
Dormir 80
Durga 14

E

Ejercicio 48
Ejercicios para
  la lengua 112
emperador amarillo, El 13
Elementos
  agua 89
  aire 90
  akasa 90
  fuego 88
  sexo y 88
  tierra 88
  y chakras 19
Energía
  canalización de la 128
  circuitos de 128
Energías 16
  chi 16
  ching 16
  kundalini 20
  sexuales 17
Epidídimo 38
Escroto 38
Espacio sagrado 100

Esponja uretral 29
  y eyaculación femenina 35
Estrés 82
Excitación
  durante las caricias
    preliminares 108
  femenina 29
  masculina 39
Explorar la sexualidad 26
Eyaculación
  femenina 35
  masculina 44

F

Feminidad cósmica 15
Forma física 58
Fotografía De Kirlian 16
Fuente suprema 15

G

Gauri 14
Genitales
  femeninos 28
  masculinos 38
Glande 38
Glándula prostática 38
  estimulación de la 39
*gran libación de los tres
  puntos álgidos, La* 130
Gunas 51
  simbolizados en yantras 23

H

hombre interior, El 27
Homosexualidad 116
Hsüan Nü 13
Huang Ti 13

Huang Ti Nei Ching 115
Hueso pubiano
  femenino 28
  masculino 38

I

I Ching 15
Ida 17
ilusión, El velo de la 14
Incienso
  en el baño 101
  en la sala de masaje 103
  en un espacio sagrado 100
Intercambio de papeles 97

J

Juegos 90

K

Kali 14
Kama Sutra
  autor del 119
  sobre el beso 111
  sobre el control del músculo
    PC 33
  sobre el tamaño y la forma
    de los genitales 42
  sobre la felación 112
  sobre las posturas para hacer
    el amor 119
  sobre los movimientos del
    hombre 121
Kundalini 20
  estimulación 20

L

Labia 28
Lao Tzu 13
Libro de los cambios 15
Lingam 14
Luz de vela
  en un espacio sagrado 100
  para el baño 101
  para el masaje 103

M

Manantial de jade 130
  beber 111
Mandalas 24
  y meditación 24
Mantras 21
  de los chakras 19
  y meditación 21
Masaje sensual 102
  brazos y manos 107
  cabeza y cara 107
  espalda 106
  final 107
  hombros 106
  nalgas 106
  ofrecer y recibir 102
  parte anterior 106
  piernas 107
  pies 107
  y baño 93
  y caricias 102
Masculinidad cósmica 15
Maya 14
Medicina china 15
Meditación 84
  ejercicios 85
    sonrisa interior 85
    utilizar una vela 85
    utilizar mandalas 24

ÍNDICE 157

utilizar mantras 21
Menstruación 36
　actitudes ante la 37
　rituales 37
muchacha del arco
　iris, La 13
muchacha
　misteriosa, La 13
muchacha normal, La 12
　sobre los estadios
　del amor 121
Mudra 85
mujer interior, La 27

N

Nadis 17
　y chakras 16
Nieve blanca 130
Nueve movimientos del
　hombre 124
Nueve superficiales, uno
　profundo 120

O

Om (Mantra) 21
Orgasmo femenino 34
　del clítoris y vaginal 35
　Nueve niveles de 35
　y excitación 29
Orgasmo masculino 44
　y excitación 39
　y eyaculación 44
Ornamentación
　del cuerpo 98
Ovarios
　posición 28
　y ciclo menstrual 36

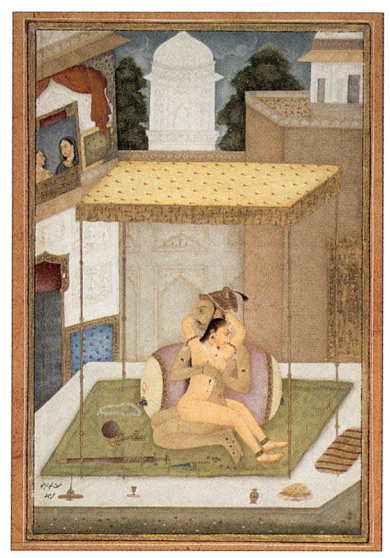

Haciendo el amor en el siglo XVII en la India.

P

Padmasana 85
pareja femenina, La 28
pareja masculina, La 38
PC (pubococcígeo)
músculo
　femenino 32
　　ejercicios 32
　　utilización 43
　masculino 43
　　ejercicios 43
　　utilización 43
Pene 38
　anatomía 38
　ejercicios para el 42
　tamaño y forma 42
Pingala 17

Placer individual
　masculino 41
Postura de la yegua 33
Posturas de yoga
　Apoyo en los hombros y
　　arado 75
　Cadáver 61
　Camello 73
　Cobra 65
　De rodillas 72
　Diosa 60
　Ejercicio para los hombros 66
　Empujes pelvianos 72
　Entrega 60
　Estiramiento lateral 69
　Expansor pectoral 68
　Flexión hacia adelante 63
　Flexión hacia adelante con
　　una pierna 62

　Levantamientos
　　de piernas 64
　Mariposa 61
　Perro 67
　Pez 66
　Pino 70
　　con apoyo 71
　Plano inclinado 63
　Postura infantil 73
　Puente 74
　Rebotes pelvianos 62
Postura del loto 85
Postura kamachakra 129
Posturas para hacer el
　amor 118
　Nivel Superior 133
　　Balanceo 133
　　Balanceo-vaivén 135
　　Cópula de la vaca 132
　　Cópula en
　　　suspensión 134
　　Del buen augurio 137
　　división del
　　　bambú, La 133
　　Tortuga marina
　　　tántrica 136
　　tres huellas, Las 134
　　Una pierna
　　　levantada 136

　Sanas 142
　　Cisne 144
　　Conejo 149
　　Dragón 142
　　Fénix 142
　　Flamenco 145
　　Golondrina 145
　　Martín pescador 146
　　Mono 149
　　Paloma 147
　　Serpiente 148
　　Tortuga 146
　　Unicornio 143

158　ÍNDICE

Antiguas posturas
   preferidas 119
   Abertura 126
   Carroza 127
   De rodillas 124
   El cuatro 122
   Elefante 124
   Indrani 127
   Misionero 123
   mujer encima, La 122
   Yab Yum 125
   canalización
      de energía 129
POSTURAS SANAS 142
PRANA 16
   flujo del 17
PROHIBIDO, LO 114
   agua 114
   comida, bebida y
      medicamentos 115
   emociones 115
   energía externa 114
   pérdida de energía 114
PUNTO G 29
   estimulación del 29

R

RAJAS 51
REFLEXOLOGÍA 86
   puntos 87
      pene 141
      pies 87
      vagina 141
REFLEXOLOGÍA SEXUAL 141
RELACIONES 153
RELACIONES SEXUALES
   estilo suave 150
   intensificadas 33
   movimientos 120
   rituales 94
   sin fin 44

RELAJACIÓN
   técnicas 83
   y acto sexual 83
RESPIRACIÓN ALTERNANDO LAS
   VENTANAS NASALES 56
   ejercicios 56
RITMOS DEL AMOR, LOS 120
RITUALES DEL ACTO
   AMOROSO 94
RUEDA DE KAMA, LA 129

S

SALUD SEXUAL 140
   técnicas revitalizadoras 141
SAKTI 14
   en el ritual del acto
      amoroso 15
SAKTI KUNDALINI 20
SATISFACCIÓN MUTUA 34
SATTVA 51
SEMEN
   producción de 39
   retención de 45
   técnicas 46
SER SUPREMO 14
SERIES DE NUEVE 120
SEXO ORAL 112
   cunilingus 112
   ejercicios para la lengua 112
   felación 112
SEXO SIN RIESGO 152
SÍMBOLO DEL YIN
   Y EL YANG 15
   como mandala 24
SIVA 14
   en el ritual del acto
      amoroso 95
SONRISA INTERIOR 85
SUAVIDAD EN EL ACTO
   AMOROSO 150
SU NÜ 13

SU NÜ CHING 13
SUSHUMNA 17

T

TAMAS 51
TANTRISMO 12
TAOÍSMO 12
TAO TE CHING 13
TÉCNICAS REVITALIZADORAS 141
TENSIÓN 82
TESTÍCULOS 38
TSAI NÜ 13

U

UMA 14
URETRA
   femenina 28
   masculina 38
ÚTERO 28

V

VAGINA 28
VATSYAYANA 119
VEJIGA
   femenina 28
   masculina 38
VELAS
   para la meditación 85
VESÍCULA SEMINAL 38
VISNÚ 14
VISUALIZACIÓN DE LOS
   CHAKRAS 18

W

WU HSIEN 130

Y

YAB YUM 125
   para canalizar la energía 129
YANG
   energía 27
   y homosexualidad 116
   esencia 131
   naturaleza de 15
   y yin 15
YANTRAS 22
   cuerpo 129
   Kali 23
   Tara 22
YOGA 48
   aspectos positivos del 48
   consejos para
      la práctica 59
   ejercicios para el cuello y la
      cabeza 76
   ejercicios para la cara, las
      mandíbulas y los ojos 79
   para dos 59
   práctica 49
   precauciones 59
   y sexo 49
YOGA HATHA 48
YOGA PRANAYAMA 54
YIN
   energía 27
   y homosexualidad 116
   esencia 130
   naturaleza del 15
   y yang 15
YONI 14

Z

ZONAS ERÓGENAS
   femeninas 30
   masculinas 40

LECTURAS RECOMENDADAS

ANAND, MARGO, *La senda del éxtasis*, Martínez Roca, 1990.

CHANG, DR. STEPHEN T., *The Best Way to Make Love Work*, Tao Publishing, San Francisco, 1986.

CHANG, JOLAN, *El tao del amor y del sexo*, Plaza & Janés, 1994.

CHIA, MANTAK, *Despierta la energía curativa a través del tao*, Mirach, 1991.

CHIA, MANTAK, Y MANEEWAN CHIA, *Secretos taoístas*, América Ibérica, 1993.

CHIA, MANTAK, Y MANEEWAN CHIA, *Secretos taoístas del amor*, Mirach, 1991.

CHIA, MANTAK, Y MICHAEL WINN, *Taoist Secrets of Love: Cultivating Male Sexual Energy*, Aurora Press, Santa Fe, 1984.

COPONY, HEITA, *Mystery of Mandalas*, Theosophical Publishing House, Wheaton, Ill., 1989.

DOUGLAS, NIK, Y PENNY SLINGER, *Secretos sexuales*, Martínez Roca, 1987.

ELKEFI, SAÏDA Y JAQUEMART, PIERRE, *El arte de la sexualidad energética*, Robinbook, 1995.

GIA-FU FENG, Y JANE ENGLISH, *Tao Te Ching*, Wildwood House, Hampshire, 1973.

GREY, ALEX, KEN WILBER Y CARLO MCCORMICK, *Sacred Mirrors: The Visionary Art of Alex Grey*, Inner Traditions Internatinal, Rochester, 1990.

GRIGGS, RAY, *The Tao of Relationships*, Humanics, Atlanta, 1992.

HAY, LOUISE, *Usted puede sanar su vida*, Urano, 1989.

HODOSI, OSKAR, *Tantra, la sexualidad sagrada*, Robinbook, 1994.

JOHARI, HARISH, *Tools for Tantra*, Destiny Books, Rochester, 1986.

JUDITH, ANODEA, *Los Chakras: Las ruedas de la energía vital*, Robinbook, 1993.

LAWLOR, ROBERT, *Earth Honoring the New Male Sexuality*, Inner Traditions International, Rochester, 1989.

MOOKERJI, AJIT, *Kali: The Feminine Force*, Thames and Hudson, Londres, 1983.

MOOKERJI, AJIT, *Kundalini: The Arousal of the Inner Energy*, Thames and Hudson, Londres, 1982.

MOOKERJI, AJIT, Y MADHU KHANNA, *The Tantric Way: Art, Science, Ritual*, Thames and Hudson., Londres, 1977.

RAJNEESH, BHAGWAN SHREE, *Tantra, Spirituality and Sex*, Rajneesh Foundation International, Oregon, 1977.

RAJNEESH, BHAGWAN SHREE, *Tantra: The Supreme Understanding*, Rajneesh Foundation International, Oregon, 1977.

RAJNEESH, OSHO, *From Sex to Super Consciousness*, The Rebel Publishing House, Colonia, 1979.

RAMSDALE, DAVID Y ELLEN, *Los secretos de la sexualidad total*, Robinbook, 1992.

RAWSON, PHILIP, *El arte del Tantra*, Destino, 1992.

SIVANANDA YOGA CENTRE, THE, *The Book of Yoga*, Ebury Press, Londres, 1983.

TANSLEY, DAVID V., *Subtle Body: Essence and Shadow*, Thames and Hudson, Nueva York, 1989.

AGRADECIMIENTOS

Ilustraciones:
Jane Craddock-Watson: 3, 6, 7, 8, 14, 19, 20, 22, 23, 35, 119, 121, 141 (arriba)

Lesli Sternberg: 17, 18, 28, 30, 31, 32, 36, 38, 39, 40, 41, 43, 86, 99, 141 (abajo)

Paul Williams: 11, 25, 47, 81, 91, 117, 139

Fotografías:
Charles Walker Collection/Images (Colour Library): 24, 154; Fitzwilliam Museum, University of Cambridge/Bridgeman Art Library, Londres: 33, 158; Photo Scala, Florencia: 129; Private Collection/Bridgeman Art Library: 109; Victor Lownes Collection/Bridgeman Art Library, Londres: 156; Werner Forman Archive: 113.

Producción técnica:
Lorraine Baird

Edición de textos:
Maddalena Bastianelli

Investigación fotográfica:
Sandra Schneider